Acerca de NCCN Guidelines for Patients®

National Comprehensive Cancer Network®

¿Sabía que los principales centros oncológicos de los Estados Unidos colaboran para mejorar la atención oncológica? Esta alianza de los principales centros oncológicos se denomina National Comprehensive Cancer Network® (NCCN®).

La atención oncológica está en cambio constante. NCCN elabora recomendaciones para la atención oncológica basadas en pruebas que utilizan los profesionales de atención médica de todo el mundo. Estas recomendaciones que se actualizan con frecuencia se denominan NCCN Clinical Practice Guidelines in Oncology (NCCN Guidelines®). NCCN Guidelines for Patients explican de manera sencilla estas recomendaciones de los expertos para las personas con cáncer y sus cuidadores.

Estas NCCN Guidelines for Patients se basan en NCCN Clinical Practice Guidelines in Oncology (NCCN Guidelines®) para neoplasias uterinas, versión 3.2025, publicadas el 7 de marzo de 2025.

Conozca cómo se preparan las NCCN Guidelines for Patients
NCCN.org/patient-guidelines-process

Ver NCCN Guidelines for Patients gratis en internet
NCCN.org/patientguidelines

Buscar un centro oncológico de NCCN cerca de usted
NCCN.org/cancercenters

Comuníquese con nosotros

Quiénes nos apoyan

NATIONAL COMPREHENSIVE CANCER NETWORK®
NCCN FOUNDATION
Guiding Treatment. Changing Lives.

NCCN Guidelines for Patients cuenta con el apoyo financiero de NCCN Foundation®

NCCN Foundation agradece profundamente a las siguientes empresas colaboradoras por hacer posible esta NCCN Guidelines for Patients: Eisai, Inc. y GSK.

NCCN adapta, actualiza y aloja de forma independiente la guía de NCCN Guidelines for Patients. Nuestras empresas colaboradoras no participan en la elaboración de esta NCCN Guidelines for Patients y no se responsabilizan del contenido ni las recomendaciones que se incluyen en la presente guía.

Ovarian Cancer Research Alliance

La Ovarian Cancer Research Alliance (OCRA) está comprometida con la cura del cáncer de ovario, la defensa de las pacientes y el apoyo a las supervivientes. La OCRA es la mayor organización benéfica contra el cáncer de ovario, con más de USD 138 millones invertidos en investigación. Nuestra conferencia internacional, seminarios web y sitio web ofrecen la información más actualizada sobre el diagnóstico, el tratamiento y la vida con cáncer de ovario y ginecológico. Nuestros programas incluyen la línea de apoyo a pacientes, el programa de mentores entre pares, los servicios de asistencia de Staying Connected, el asesoramiento individual, talleres científicos y psicoeducativos, el asesor de ensayos clínicos y el programa de análisis genéticos. La OCRA crea una comunidad a través de la defensa, la investigación, la colaboración y el apoyo. Para obtener más información, visite ocrahope.org o llame al +1-212-268-1002.

Para hacer una donación u obtener más información, visite la página web o envíe un correo electrónico.

NCCNFoundation.org/Donate

PatientGuidelines@NCCN.org

Contenido

NCCN Foundation tiene como objetivo apoyar a los millones de pacientes y familias afectados por un diagnóstico de cáncer mediante la financiación y distribución de NCCN Guidelines for Patients. NCCN Foundation también se compromete a avanzar en los tratamientos contra el cáncer subsidiando a los médicos prometedores del país en el centro de innovación en cuanto a investigación del cáncer. Para obtener más detalles y acceder a la biblioteca completa de recursos para pacientes y cuidadores, visite NCCN.org/patients.

National Comprehensive Cancer Network (NCCN) y NCCN Foundation
3025 Chemical Road, Suite 100, Plymouth Meeting, PA 19462, EE. UU.

1

Acerca del cáncer de útero

El tipo más común de cáncer de útero, el endometrial, es frecuente y a menudo se puede curar con tratamiento. El sarcoma uterino es un tipo de cáncer de útero poco frecuente, pero tratable. Ambos se diagnostican con mayor frecuencia después de la menopausia. Se recomienda la intervención quirúrgica siempre que sea posible, pero existen otros tratamientos eficaces si es necesario.

¿Qué es el cáncer de útero?

El cáncer de útero comienza cuando las células microscópicas en el útero cambian y comienzan a crecer de forma descontrolada.

El útero, también llamado a veces matriz, es el lugar donde los bebés crecen y se desarrollan durante el embarazo. El cuello uterino es la parte baja del útero que lo conecta con la vagina.

El útero tiene 3 capas principales:

- La capa de tejido fina que recubre el interior del útero es el **endometrio**.
- La capa muscular intermedia de la pared uterina es el **miometrio**.
- El revestimiento fino y externo del útero es la **serosa** o **perimetrio**.

El útero

El útero es el lugar donde crecen y se desarrollan los bebés durante el embarazo. Tiene el tamaño y la forma de una pera, y es hueco en el centro.

El cuello uterino es la parte baja del útero que lo conecta con la vagina.

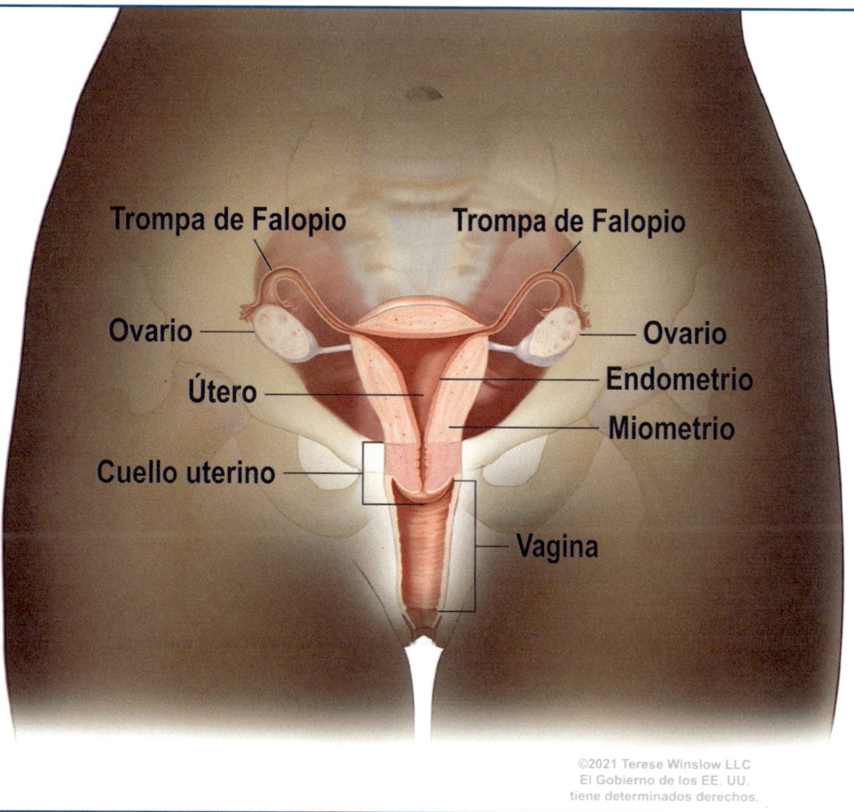

¿Hay más de un tipo?

Sí. A continuación, se describen los 2 tipos principales de cáncer de útero.

Cáncer de endometrio

El carcinoma de endometrio es frecuente y a menudo se detecta antes de que se haya extendido más allá del útero. Se denomina cáncer de endometrio porque comienza en el endometrio, que es el revestimiento interno del útero.

El síntoma más frecuente del cáncer de endometrio es el sangrado vaginal anormal. En las mujeres menopáusicas, cualquier sangrado vaginal es anormal y debe investigarse. Las mujeres que se encuentran en la premenopausia pueden tener menstruaciones inusualmente largas o abundantes, pero esto no siempre es motivo de preocupación.

El tipo más común de cáncer de endometrio es el **endometrioide**. La mayor parte de la información que se incluye en este recurso se aplica al cáncer de tipo endometrioide. También se describe el tratamiento para los tipos menos frecuentes.

Un factor de riesgo es algo que aumenta el riesgo de padecer una enfermedad. Muchos factores de riesgo del cáncer de endometrio están relacionados con un exceso de la hormona estrógeno en el organismo.

Tipos de cáncer de útero

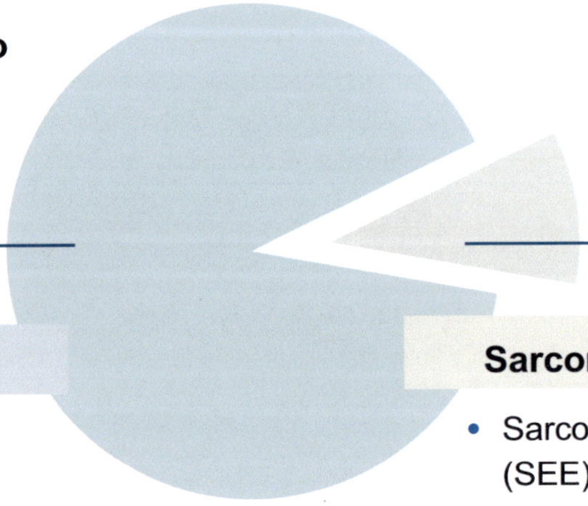

Cáncer de endometrio

- Carcinoma endometrioide ***(el más frecuente)***
- Carcinoma seroso
- Carcinoma de células claras
- Carcinosarcoma, también conocido como tumor de Müller mixto maligno (TMMM)
- Carcinoma indiferenciado/ desdiferenciado

Sarcoma uterino

- Sarcoma del estroma endometrial (SEE)
- Adenosarcoma
- Leiomiosarcoma uterino (LMSU)
- Sarcoma uterino indiferenciado (SUI)
- Tumor de células epitelioides perivasculares (PEComa)
- Tumor miofibroblástico inflamatorio (TMI)

Sarcoma uterino

El sarcoma uterino se origina en las células del tejido conjuntivo del útero. Suele formarse en la capa muscular del útero (el miometrio) o en las células del tejido conjuntivo del endometrio.

Los sarcomas uterinos son poco frecuentes y pueden ser más difíciles de tratar que el cáncer de endometrio. Hay distintos tipos de sarcomas uterinos. Consulte el *Capítulo 5: Tratamiento del sarcoma uterino* para obtener más información.

¿Cómo puedo recibir la mejor atención?

Luche por usted. Usted tiene un papel importante que desempeñar en su cuidado. Muchas personas se sienten más satisfechas cuando participan activamente en la planificación de su atención oncológica.

Las NCCN Guidelines for Patients le permitirán desempeñar un papel más importante en su atención. Hable sobre las recomendaciones de esta guía con su equipo de atención médica. Pregunte sobre sus opciones y comparta sus objetivos e inquietudes.

¿No sabe qué preguntar? No se olvide de que cuenta con apoyo. Es por eso que incluimos sugerencias de preguntas al final de cada capítulo. Siga leyendo para encontrar la mejor atención posible.

Cómo puede ayudar esta guía

Tomar decisiones sobre la atención oncológica es estresante. Tiene mucho por aprender, y no sabe lo que le depara el futuro.

Utilice esta guía para obtener la información y el apoyo que necesita.

Los pacientes, los médicos y otros profesionales de la salud confían en las NCCN Guidelines for Patients. En esta guía, se utiliza un lenguaje claro y cotidiano para explicar las recomendaciones actuales sobre el tratamiento del cáncer y están elaboradas por expertos respetados en el campo. Las recomendaciones se basan en las últimas investigaciones y prácticas de los mejores centros oncológicos.

Su salud es única, por lo que su atención oncológica también debería serlo. A medida que lee esta guía, aprenderá sobre qué tratamientos tienen más probabilidades de ofrecer los mejores resultados para su caso. Así, estará mejor preparado para hablar con su equipo de atención médica.

2

Pruebas para detectar el cáncer de útero

Su equipo de atención médica elaborará un plan de tratamiento específico para usted. En primer lugar, le realizarán pruebas para recabar información sobre el cáncer y su estado de salud general. En este capítulo, se describen las pruebas que puede necesitar.

Primeros pasos

Si se sospecha o se confirma un cáncer de útero, el médico realizará un examen físico completo. Este suele incluir un examen ginecológico para comprobar el tamaño y la movilidad del útero.

Su médico querrá averiguar mucho sobre su salud pasada y presente. También le preguntarán sobre los síntomas que podrían estar relacionados con el cáncer de útero, como el sangrado vaginal.

Biopsia

Biopsia de endometrio

Si tiene sangrado vaginal u otros posibles síntomas de cáncer de útero, se suele realizar una biopsia de endometrio. Normalmente puede hacerse en el consultorio de su ginecólogo.

La biopsia de endometrio consiste en extraer una muestra de tejido del revestimiento del útero (el endometrio). El tejido extirpado es examinado por un médico especializado llamado

Guía 1
Pruebas y cuidados para el cáncer de endometrio y el sarcoma uterino

Pruebas necesarias	• Ecografía. • Biopsia de endometrio. • Pruebas de biomarcadores para detectar mutaciones de *POLE*, deficiencia de reparación de desajustes y mutaciones de *p53.* • Análisis de sangre: hemograma completo, perfil metabólico completo y antígeno carcinoembrionario.
Otros estudios o atención que puede recibir	• Biopsia de cuello uterino. • Otros estudios de diagnóstico por imágenes (radiografía de tórax, TC para detectar la extensión del cáncer, RM del aparato genital femenino, TEP/TC). • Análisis genéticos para el riesgo hereditario. • Análisis del tumor para detectar receptores de hormonas. • Ayuda para dejar de fumar. • Planificación familiar y opciones para conservar la fertilidad.

anatomopatólogo. El anatomopatólogo determina el tipo y subtipo de cáncer, cuando es posible.

La biopsia de endometrio permite diagnosticar mucho mejor el cáncer de endometrio que el sarcoma uterino.

Biopsia de cuello uterino

Si su médico cree que el cáncer puede haberse extendido al cuello uterino, es probable que le realice una biopsia de cuello uterino. Es similar a una biopsia de endometrio, pero las células se toman del cuello uterino en lugar del endometrio.

Estudios de diagnóstico por imágenes

Ecografía pélvica

La ecografía es útil para mostrar el tamaño, la forma y la ubicación del útero. Puede tener uno o ambos de los tipos que se describen a continuación.

En una ecografía **transabdominal**, el médico o técnico le aplicará un gel en el abdomen. Colocará la sonda sobre su piel y la pasará hacia un lado y otro sobre el gel.

En la ecografía **transvaginal**, se inserta una sonda por la vagina. Esto puede proporcionar una mejor visión del útero y las zonas cercanas. Es posible que sienta alguna molestia cuando le introduzcan la sonda.

Ecografía transvaginal

La ecografía usa ondas sonoras para tomar imágenes del interior del cuerpo. Para la ecografía transvaginal, se colocará una sonda dentro de la vagina. Las ecografías en general no provocan dolor, pero quizás sienta alguna molestia cuando le introduzcan la sonda.

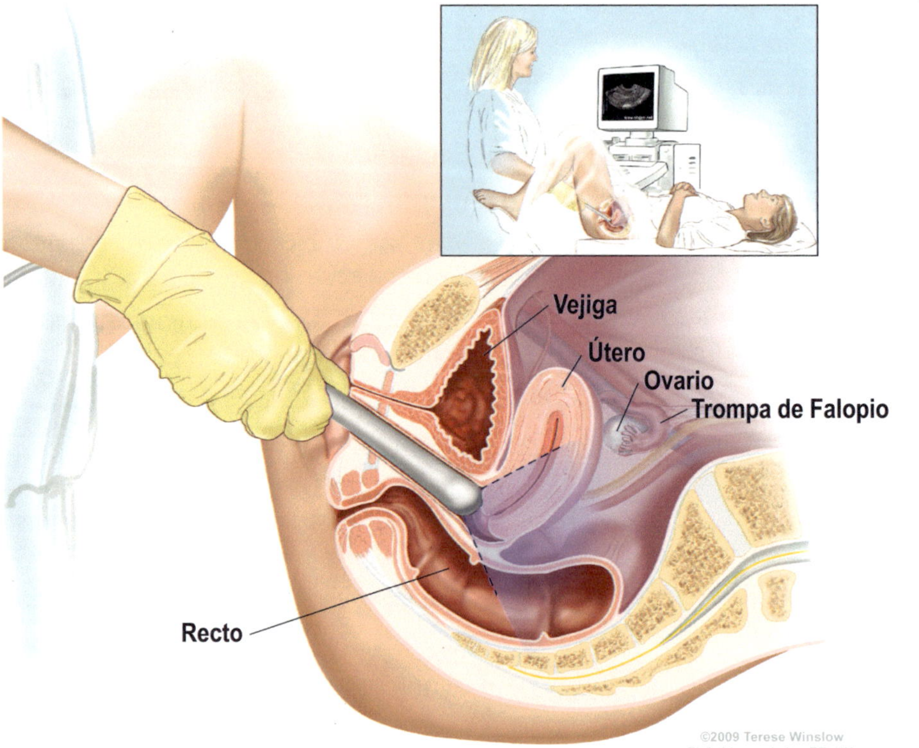

Radiografía de tórax

Si se sospecha un cáncer de endometrio, es posible que se le realice una radiografía de tórax. El objetivo es buscar signos de enfermedad en el tórax y sus alrededores. Las radiografías son indoloras y utilizan una cantidad muy pequeña de radiación.

Si se detecta alguna zona sospechosa, el médico podría solicitar una tomografía computarizada (TC) del tórax para obtener una mejor visión.

TC

Una exploración por TC es un tipo de radiografía más detallada. Es posible que le hagan una TC de tórax, abdomen y cavidad pélvica para ver si el cáncer se ha extendido a estas zonas.

Durante el examen, estará acostada boca arriba sobre una camilla que se desliza hacia un equipo que se asemeja a un túnel. Para que las imágenes sean más claras, es posible que se le inyecte en una vena una sustancia llamada medio de contraste. También es posible que le pidan que beba un medio de contraste líquido. El medio de contraste puede producir rubor o urticaria.

Exploración por TEP/TC

Si su médico sospecha que el cáncer se ha extendido a áreas como el hígado o los pulmones, la TC puede combinarse con una tomografía por emisión de positrones (TEP).

Aproximadamente una hora antes de la exploración, se le inyectará una pequeña cantidad de una sustancia radioactiva llamada marcador. El marcador hace que las células cancerosas se vean más brillantes que las células normales.

Malestar emocional

Es frecuente sentir depresión, ansiedad, miedo y angustia después de recibir un diagnóstico de cáncer. Estos sentimientos pueden dificultar la lucha contra el cáncer y su tratamiento. Si siente preocupación, agobio o desesperanza, pida ayuda a su equipo de atención médica.

Puede encontrar más información sobre el cáncer y la angustia en NCCN.org/patientguidelines y en la aplicación NCCN Patient Guides for Cancer.

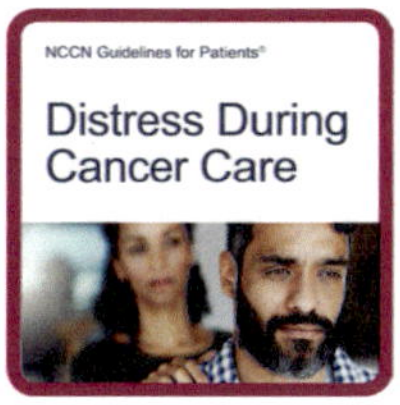

RM del aparato genital femenino

Es posible que le realicen una resonancia magnética (RM) del aparato genital femenino. Una RM muestra el cáncer con mayor detalle y puede revelar si se ha extendido al cuello uterino u otros órganos cercanos. A diferencia de las radiografías y las TC, la RM no utiliza radiación.

El tomógrafo suele ser un aparato más pequeño, con forma de túnel, que puede hacer mucho ruido. Informe a su profesional de atención médica si siente nervios en espacios reducidos.

Análisis para el riesgo de cáncer hereditario

La mayoría de los cánceres de endometrio ocurren por causas desconocidas. Aunque es poco frecuente, algunas personas nacen con un trastorno que aumenta su riesgo de padecer cáncer de útero y de otros tipos. Las diferencias genéticas con las que se nace se denominan variantes de **estirpe germinal.**

Las familias con síndrome de Lynch, por ejemplo, tienen un riesgo alto de desarrollar cáncer de endometrio, cáncer colorrectal y otros tipos de cáncer. Para determinar quién debe realizarse la prueba del síndrome de Lynch, se analiza el tumor para detectar la expresión de la proteína de reparación de los errores de emparejamiento (MMR).

El síndrome de Li-Fraumeni (LFS) es un síndrome de cáncer hereditario que aumenta el riesgo de desarrollar sarcoma uterino.

Si se sospecha un cáncer hereditario o síndrome de cáncer, el médico la derivará a un asesor genético. Este experto puede hablar con usted y su familia sobre las pruebas para detectar síndromes relacionados con el cáncer de útero.

Para estos estudios, se toma una muestra de sangre o saliva. Un anatomopatólogo analiza la muestra para determinar si hay diferencias genéticas hereditarias que causen estos síndromes.

Pruebas de biomarcadores

Los biomarcadores son características de un cáncer que puede tratarse. Muchas son mutaciones (cambios) en los genes que no son hereditarias. Los cambios no heredados en el ADN se denominan **mutaciones somáticas**.

Siempre que sea posible, estos análisis deben realizarse en un trozo del tejido tumoral extirpado durante una biopsia o intervención quirúrgica. Si esto no es posible, se puede analizar una muestra de sangre.

Se deben hacer pruebas en todos los **cánceres de endometrio** para detectar los siguientes biomarcadores:

- Mutaciones de *POLE*
- Deficiencia de reparación de desajustes (dMMR)
- Mutaciones de *p53*

El análisis de muchos biomarcadores a la vez se denomina secuenciación de nueva generación (NGS). La NGS puede encontrar otros biomarcadores poco frecuentes para los que pueden existir tratamientos específicos, entre los que se incluyen fusiones de *NTRK*, fusiones de *RET* y la carga mutacional tumoral (TMB).

Algunos cánceres de endometrio tienen demasiada cantidad de una proteína llamada HER2. Esto hace que el cáncer crezca y se extienda rápidamente. Se recomienda realizar pruebas para detectar un exceso de HER2 en algunos tumores avanzados o metastásicos de riesgo alto.

Todos los **sarcomas uterinos** deben someterse a pruebas para detectar fusiones de *NTRK*, MSI-H, mutaciones de *BRCA*1/2, fusiones de RET, mutaciones de *ALK* y carga mutacional tumoral (TMB).

Análisis de receptores de hormonas

Algunas células cancerosas tienen proteínas en su superficie a las que se pueden unir las hormonas. Una vez adheridas, las hormonas pueden ayudar al cáncer a crecer o ralentizar su crecimiento.

Saber si las células tumorales tienen receptores de hormonas ayuda a su equipo de atención médica a planificar el mejor tratamiento para usted.

Las pruebas consisten en analizar un pequeño fragmento del tumor en un laboratorio. Si las células tumorales tienen receptores de hormonas, el cáncer se denomina "positivo" para receptores de estrógeno o progesterona.

Los análisis de receptores de hormonas se recomiendan para la mayoría de los sarcomas uterinos y para los cánceres de endometrio recidivantes o avanzados.

El tratamiento del cáncer de ovario requiere un equipo de expertos. El tratamiento que usted y su equipo de atención médica acuerden debe anotarse en el plan de tratamiento, junto con los posibles efectos secundarios. No obstante, tenga en cuenta que su plan puede cambiar según los resultados de nuevas pruebas, los nuevos efectos secundarios y sus preferencias.

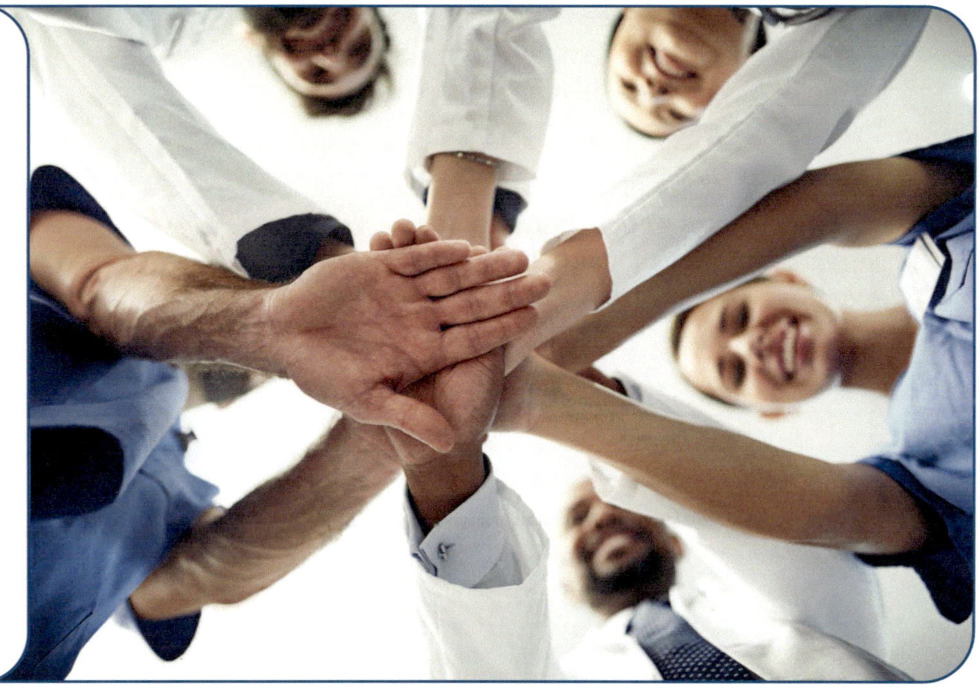

Puntos clave

- Si se sospecha o se confirma un cáncer de útero, el profesional de atención médica realizará un examen físico completo y, a menudo, un examen ginecológico.
- El cáncer de endometrio suele diagnosticarse mediante una biopsia. Normalmente puede hacerse en el consultorio de su ginecólogo.
- Una ecografía abdominal o vaginal suele ser el primer método de diagnóstico por imagen que se utiliza para ver el tamaño, la forma y la ubicación del útero.
- Todos los cánceres de endometrio deben someterse a pruebas para detectar un biomarcador (característica) denominado deficiencia de reparación de desajustes (dMMR).
- Si el cáncer presenta el biomarcador de dMMR, se recomienda realizar análisis genéticos para detectar un síndrome de cáncer hereditario denominado síndrome de Lynch.
- Otras pruebas antes del tratamiento incluyen un examen físico, antecedentes médicos y análisis de sangre. También se pueden recomendar estudios de diagnóstico por imágenes.
- Los análisis de receptores de hormonas se recomiendan para la mayoría de los sarcomas uterinos y para el cáncer de endometrio recidivante o avanzado (estadio 3 o 4).

Preguntas para hacer

- Me hice una ecografía. ¿Necesito otros estudios de diagnóstico por imágenes para determinar si el cáncer se ha extendido?
- ¿El cáncer presenta algún biomarcador, como deficiencia de reparación de desajustes o mutaciones de *p53*?
- Tengo antecedentes de cáncer en mi familia. ¿Significa esto que necesito hacerme análisis genéticos?
- ¿Mi cáncer tiene receptores de hormonas? Si es así, ¿eso es bueno?

3
Tipos de tratamiento

En este capítulo, se ofrece una descripción general de los diferentes tipos de tratamiento que puede recibir. Para saber cuál de estos tratamientos se recomienda para su cáncer, consulte los capítulos siguientes.

Intervención quirúrgica

Cuando se puede realizar de forma segura, la intervención quirúrgica que consiste en extirpar el útero es el tratamiento preferido para el cáncer de útero.

Después de una histerectomía, no es posible quedar embarazada. Si usted puede quedar embarazada, el tratamiento con conservación de la fertilidad puede ser una opción si así lo desea.

Histerectomía total y SOB

El procedimiento más común recomendado para tratar el cáncer de útero es la histerectomía total y la salpingooforectomía bilateral (SOB). En la histerectomía total, se extirpa el útero (incluido el cuello uterino). En la SOB, se extirpan ambos ovarios y ambas trompas de Falopio.

Si se encuentra en la premenopausia y el cáncer solo afecta al útero, puede ser seguro conservar los ovarios y evitar la menopausia quirúrgica. Consulte la página siguiente para obtener más información sobre este importante efecto secundario de la SOB.

Histerectomía radical y SOB

Si el cáncer se ha extendido al cuello uterino, es posible que necesite una histerectomía radical. Además del útero y el cuello uterino, este método también extirpa parte de la vagina.

Histerectomía total y SOB

La intervención quirúrgica más utilizada para el cáncer de útero extirpa el útero (incluido el cuello uterino), ambos ovarios y ambas trompas de Falopio.

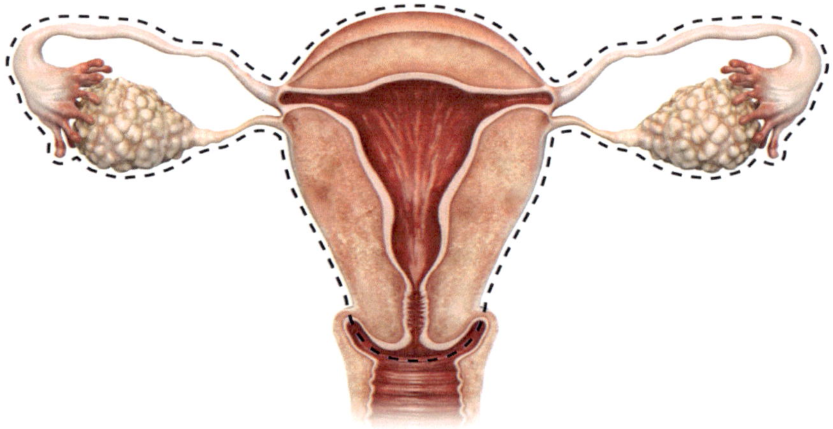

También se realiza una SOB para extirpar los ovarios y las trompas de Falopio. Debido a que el cáncer se ha extendido más allá del útero, no se recomienda conservar los ovarios. Comenzará la menopausia quirúrgica, que se describe a continuación.

Menopausia quirúrgica

Antes de la menopausia, los ovarios producen las hormonas estrógeno y progesterona. La extirpación de los ovarios provoca una caída repentina de los niveles hormonales. La pérdida de estrógenos puede producir los siguientes síntomas de la menopausia:

- No más períodos menstruales
- Sofocos
- Problemas para dormir
- Adelgazamiento, sequedad e irritación del revestimiento vaginal

Con el tiempo, la disminución de estrógenos puede aumentar el riesgo de padecer problemas cardíacos y debilitamiento de los huesos. Consulte el *Capítulo 6: Supervivencia* para obtener más información sobre cómo controlar los síntomas de la menopausia quirúrgica.

Intervención quirúrgica mínimamente invasiva

Según el tipo y la extensión del cáncer, la intervención quirúrgica mínimamente invasiva puede ser una opción. Este método implica realizar solo unos pocos cortes pequeños en el cuerpo.

En comparación con la histerectomía estándar con SOB, un enfoque mínimamente invasivo suele causar menos dolor y menos cicatrices. Además, el tiempo de recuperación suele ser más corto.

Citorreducción tumoral

A veces, el tumor endometrial acaba siendo más grande de lo esperado o se ha extendido a otros lugares. En este caso, la citorreducción tumoral puede ser útil.

En este procedimiento, el cirujano intentará retirar todas las áreas visibles del cáncer. Cuando es seguro realizarla, la citorreducción es útil porque aumenta las posibilidades de que otros tratamientos eliminen las células tumorales restantes.

Confíe en su equipo

Cree una relación personal con su equipo de atención. Confíe en su capacidad y dedicación para brindarle ayuda. Son su mayor activo.

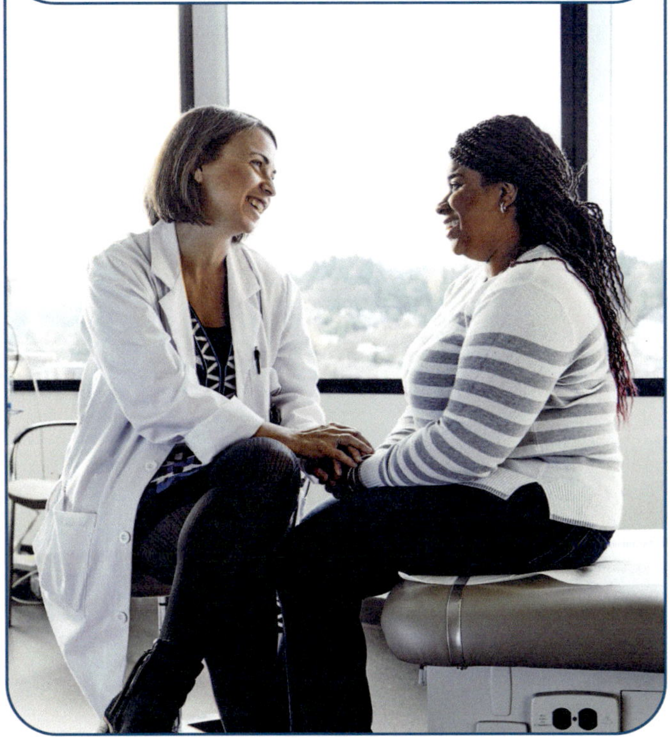

Estadificación quirúrgica

Durante una histerectomía con SOB u otra intervención quirúrgica planificada, el cirujano examinará de cerca los tejidos y órganos más próximos al aparato genital femenino en busca de signos de cáncer y tomará muestras de cualquier zona sospechosa para analizarlas.

El cirujano puede poner líquido en el espacio abierto del abdomen y luego extraerlo para ver si tiene células cancerosas. Esto se denomina lavado peritoneal. También es probable que se extirpen los ganglios linfáticos y se examinen para detectar cáncer. Esto puede hacerse mediante un procedimiento denominado biopsia del ganglio linfático centinela.

La información obtenida de primera mano durante la intervención se utiliza, junto con las pruebas realizadas antes de la intervención quirúrgica, para determinar el estadio (la extensión) del cáncer. Este procedimiento se llama estadificación quirúrgica.

Los principales sistemas para estadificar el cáncer de útero tienen en cuenta las siguientes características del cáncer para asignarle un estadio:

- El tamaño o la extensión/profundidad del tumor.
- Si algún ganglio linfático tiene cáncer.
- Si el cáncer se ha extendido a otras partes del cuerpo (hizo metástasis).

Estadios del cáncer de endometrio

Hay 4 estadios principales del cáncer de endometrio. Algunos estadios se dividen en subestadios que tienen letras y también pueden tener un número. Algunos ejemplos son el estadio IIIB (3B) y el estadio IIIC2 (3C2). Los estadios se muestran en las ilustraciones de las páginas siguientes.

¿Necesito una segunda opinión?

El cáncer de útero es un diagnóstico serio. Considere la posibilidad de tener una entrevista presencial con otro médico para ver si está de acuerdo con su diagnóstico y plan de tratamiento.

Cáncer de endometrio en estadio 1

En el estadio 1A, el tumor solo se encuentra en el revestimiento del útero o ha crecido menos de la mitad de la capa muscular.

En el estadio 1B, el tumor se ha extendido a más de la mitad de la capa muscular.

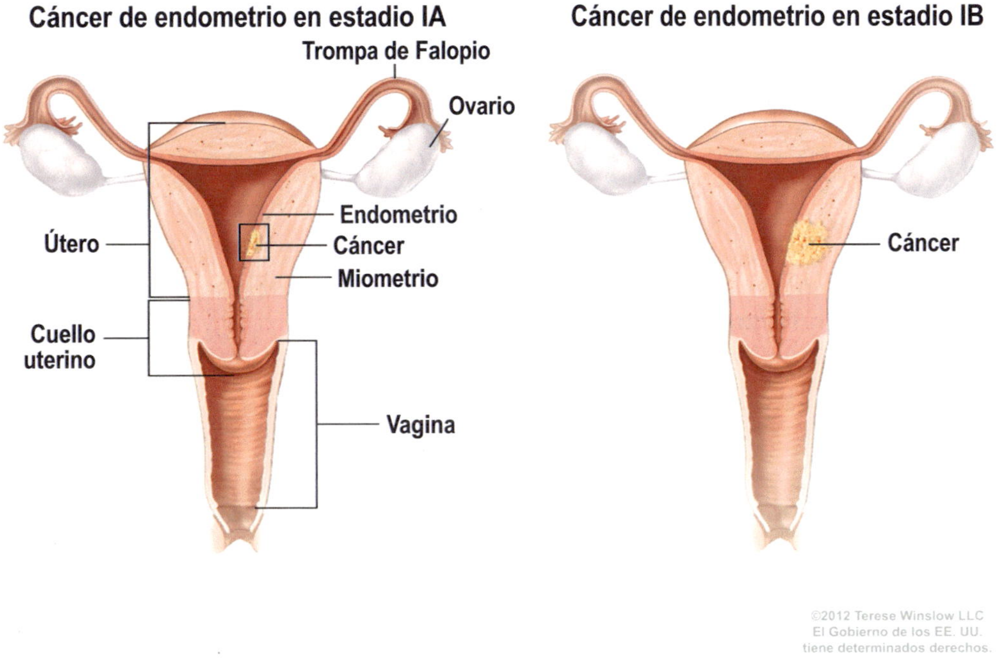

Cáncer de endometrio en estadio 2

El tumor se ha extendido en el cuello uterino.

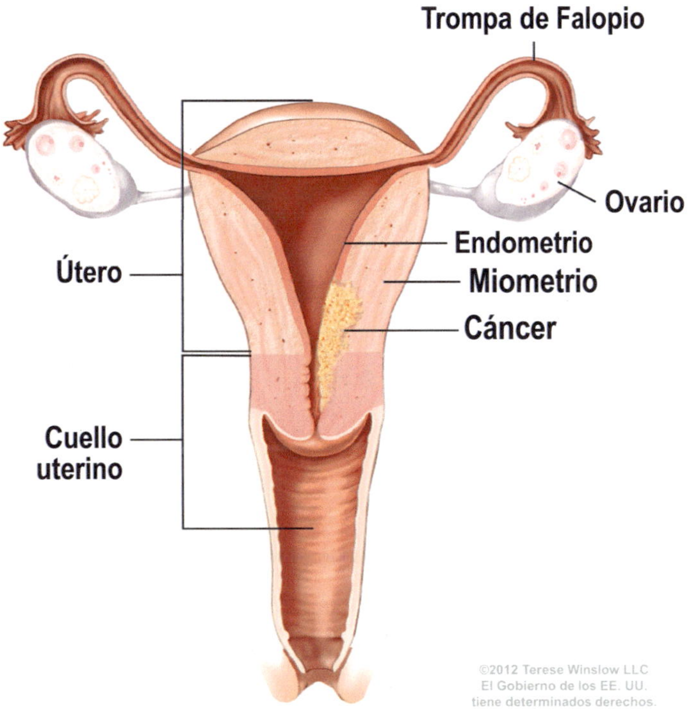

Cáncer de endometrio en estadio 3A

El tumor se ha extendido en la capa externa del útero, los ovarios o las trompas de Falopio.

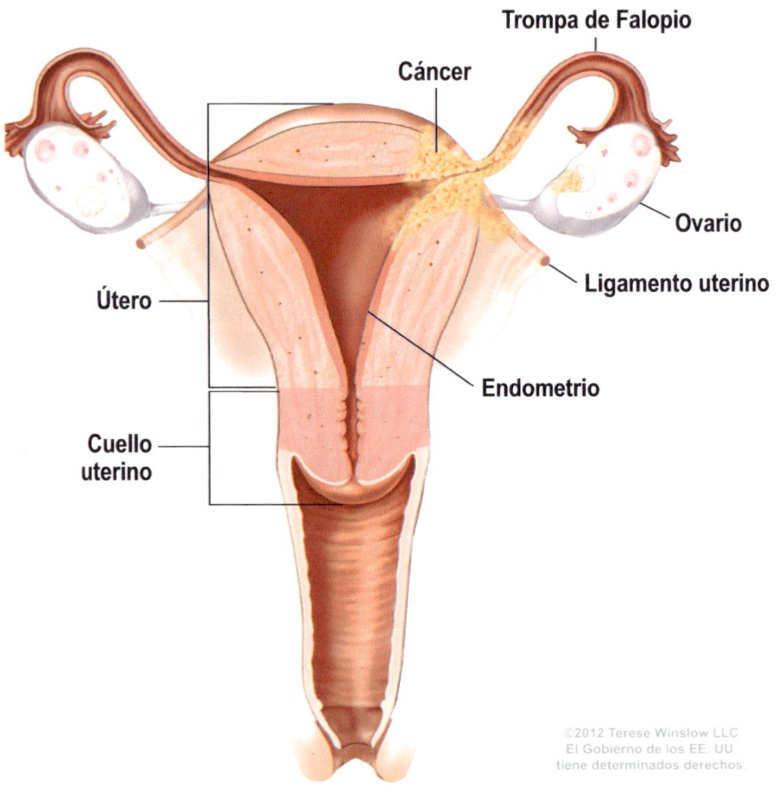

Cáncer de endometrio en estadio 3B

Hay cáncer en la vagina o en el tejido adiposo o conjuntivo que rodean el útero.

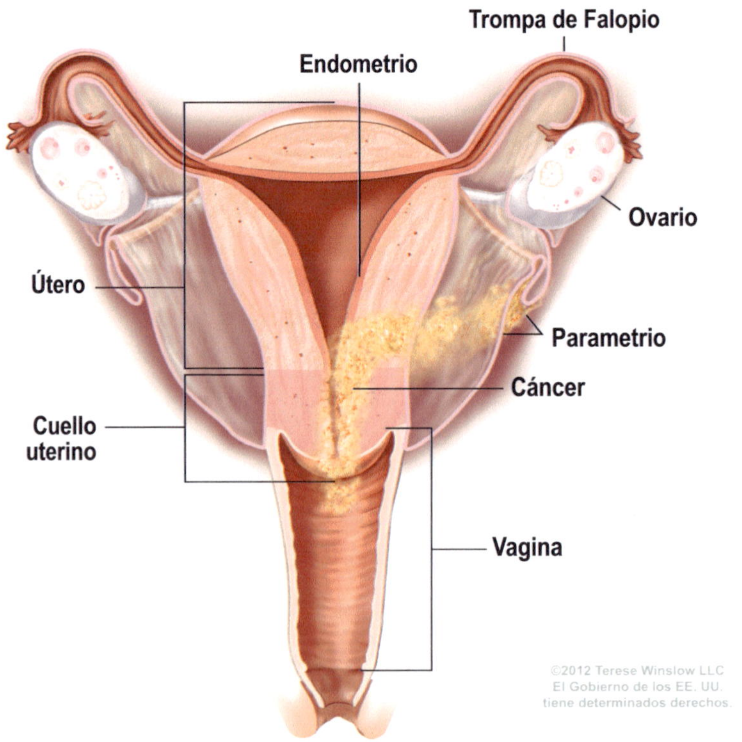

Cáncer de endometrio en estadio 3C

Hay cáncer en los ganglios linfáticos más cercanos al útero, llamados ganglios linfáticos pélvicos (estadio IIIC1) o en los ganglios linfáticos cercanos a la parte inferior de la columna vertebral, llamados ganglios linfáticos paraaórticos (estadio IIIC2).

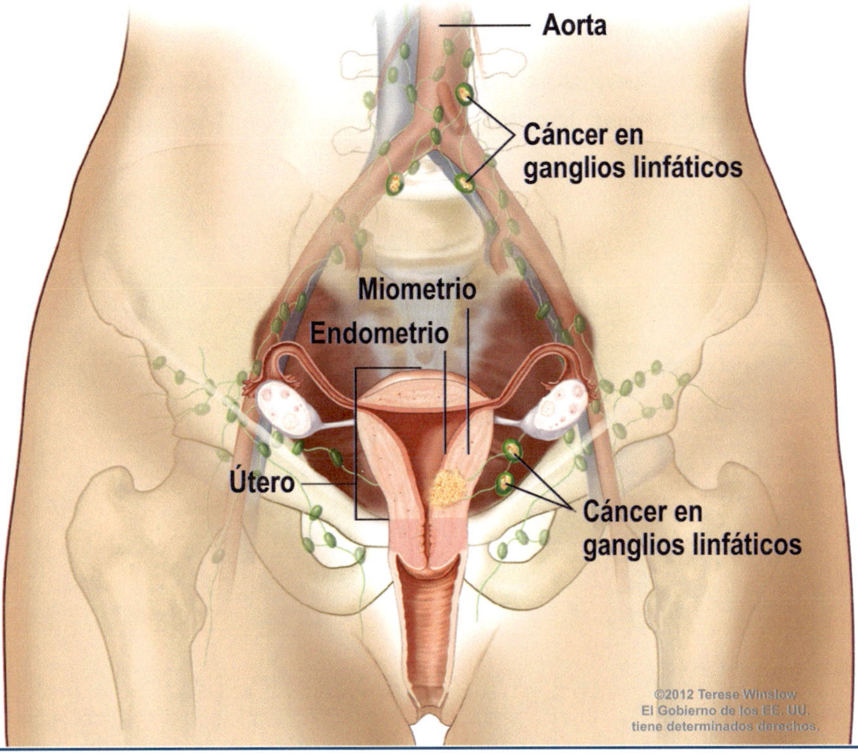

Cáncer de endometrio en estadio 4A

El cáncer se ha extendido al revestimiento de la vejiga o los intestinos.

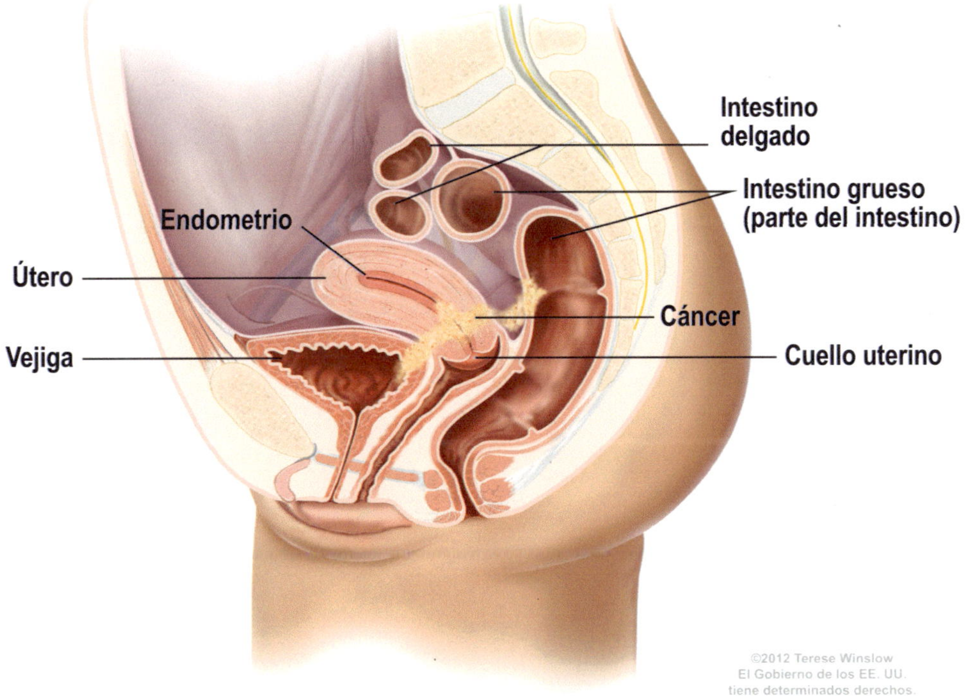

Cáncer de endometrio en estadio 4B

El cáncer se ha extendido a zonas alejadas del útero, como el abdomen, los huesos o los pulmones. El abdomen incluye el páncreas, el estómago, los intestinos, el hígado y la vesícula biliar.

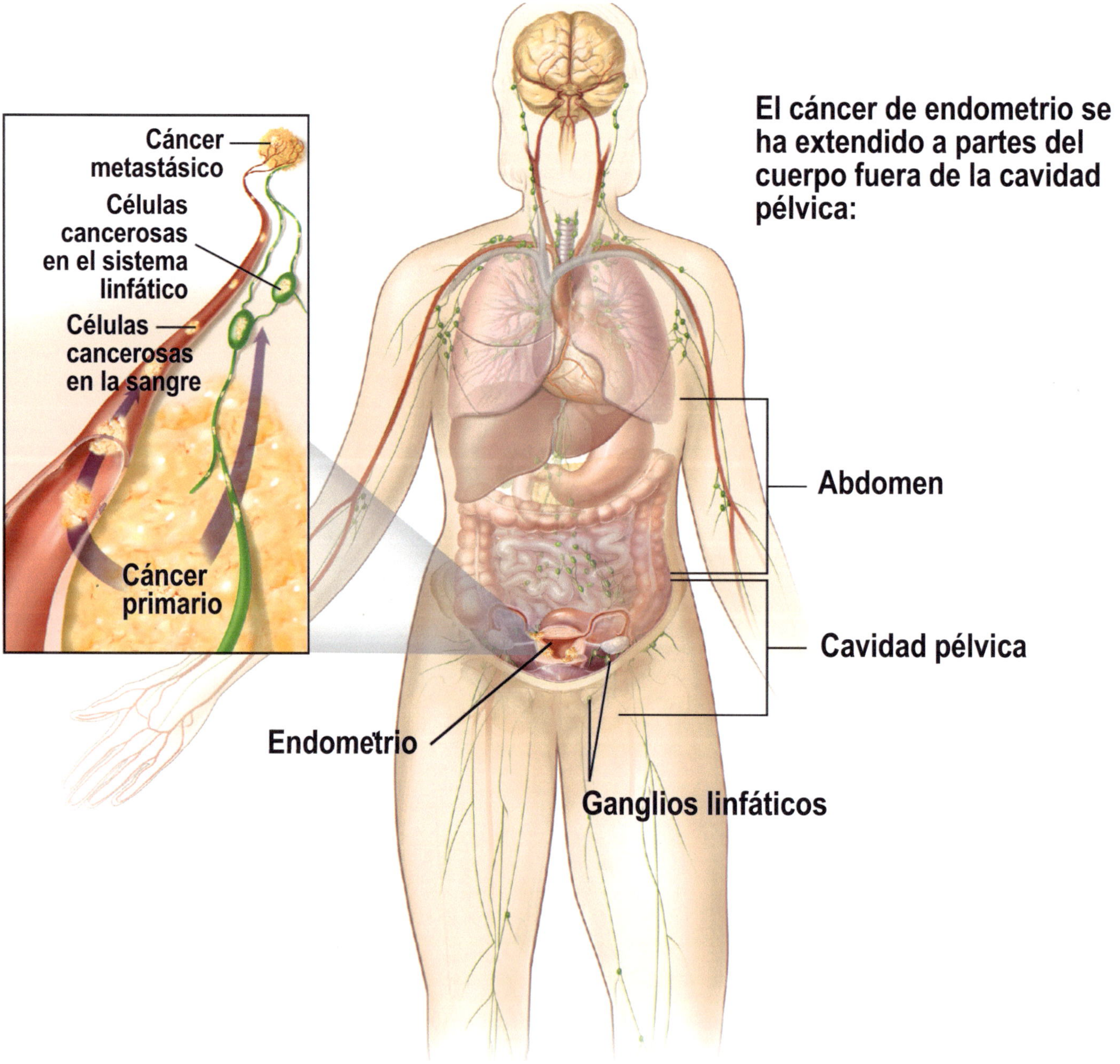

Estadios del sarcoma uterino

Hay 4 estadios principales del sarcoma uterino. Todos los estadios se dividen en subestadios que tienen letras. Consulte la **Guía 2**.

Guía 2
Estadios del leiomiosarcoma, el sarcoma del estroma endometrial y el adenosarcoma

Estadio 1: el tumor es pequeño y solo se encuentra en el útero.	
1A	**LMS y SEE:** el tumor mide 5 centímetros (unas 2 pulgadas) o menos. **Adenosarcoma:** el tumor solo se encuentra en el endometrio.
1B	**LMS y SEE:** el tumor mide más de 5 centímetros. **Adenosarcoma:** el tumor se ha extendido a menos de la mitad del miometrio.
1C	**Adenosarcoma:** el tumor se ha extendido a más de la mitad del miometrio.
Estadio 2: el tumor se ha extendido más allá del útero, pero aún se encuentra en la cavidad pélvica.	
2A	El tumor se ha extendido hacia los ovarios o las trompas de Falopio.
2B	El tumor también se ha extendido a otros tejidos de la cavidad pélvica.
Estadio 3: hay cáncer en el abdomen y posiblemente en los ganglios linfáticos contiguos.	
3A	El tumor se ha extendido a una zona del abdomen.
3B	El tumor se ha extendido a dos zonas del abdomen.
3C	Hay cáncer en los ganglios linfáticos cercanos.
Estadio 4: hay cáncer en la vejiga o el recto y posiblemente en zonas alejadas del útero.	
4A	El tumor se ha extendido hacia la vejiga o el recto.
4B	El cáncer se ha extendido a zonas alejadas del útero, como los pulmones.

Radioterapia

Existen varios tipos de radioterapia que pueden recomendarse además de la intervención quirúrgica para el tratamiento del cáncer de endometrio. Los 2 tipos más frecuentes son la radioterapia de haz externo (RHE) y la braquiterapia.

Radioterapia de haz externo

En la RHE, una máquina de gran tamaño dirige la radiación (ondas de alta energía) hacia el cáncer. La radiación atraviesa el cuerpo para llegar al tumor.

Para el tratamiento del cáncer de útero, la RHE suele administrarse 5 días a la semana durante 5 a 6 semanas. Una sesión dura unos 20 minutos y el haz de radiación está encendido unos 2 minutos. Antes de iniciar el tratamiento, es necesario realizar una sesión de planificación, denominada simulación. Pregunte a su equipo de atención médica qué puede esperar.

Los tipos de RHE que puede recibir dependen de la zona del cuerpo que se tratará.

La **radioterapia de intensidad modulada** administra una dosis alta de radiación al tumor uterino, al tiempo que limita la cantidad que llega al tejido normal que lo rodea y a los órganos cercanos. Esto ayuda a reducir los efectos secundarios relacionados con el tratamiento.

La **radioterapia corporal estereotáctica** puede utilizarse para tratar el cáncer de endometrio metastásico que se ha extendido al hígado o los pulmones. Este método suele requerir solo 5 sesiones de tratamiento.

La **radiocirugía estereotáctica** es un tipo de radioterapia no quirúrgica y muy precisa que se utiliza para tratar tumores pequeños en el cerebro o la columna vertebral.

Radioterapia de haz externo

En este tipo de radioterapia, una máquina de gran tamaño dirige la radiación hacia el tumor. En la página siguiente, se describen algunos de los posibles efectos secundarios a corto y largo plazo de la radioterapia.

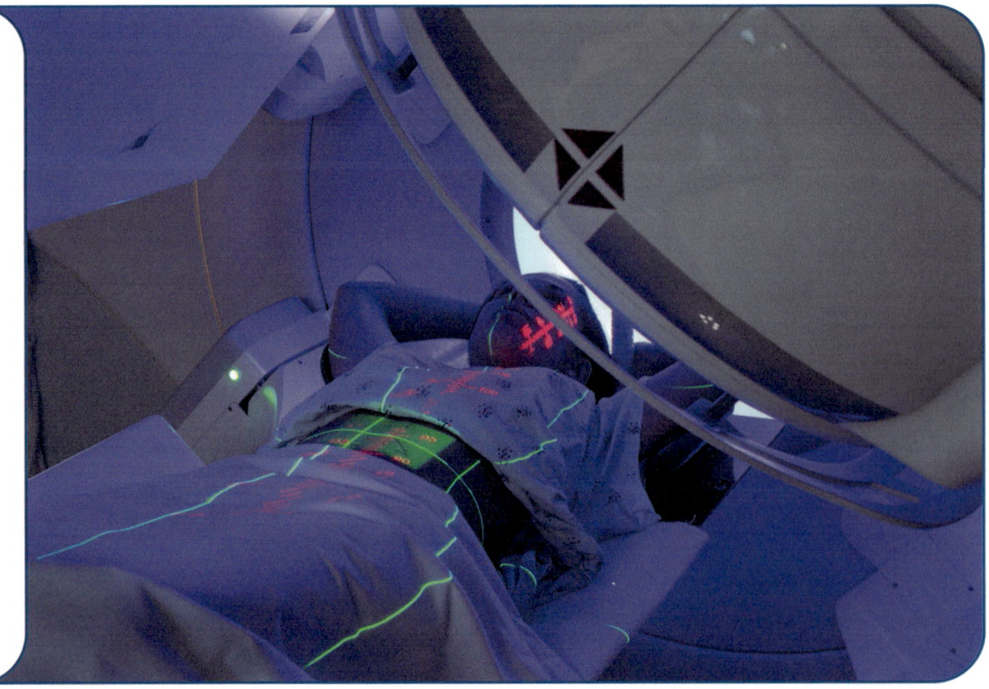

Efectos secundarios

Los efectos secundarios más frecuentes en la zona de tratamiento durante las 5 a 6 semanas de radioterapia de haz externo son irritación, sensibilidad y enrojecimiento de la piel.

Otros efectos secundarios a corto plazo de la radioterapia son fatiga, diarrea, micción frecuente o dolor al orinar, y náuseas.

La radioterapia para el cáncer de útero también puede tener efectos secundarios a largo plazo y posiblemente graves sobre la fertilidad, la salud sexual y la función de los intestinos y la vejiga. Consulte el *Capítulo 6: Supervivencia* para obtener información sobre cómo prevenir o controlar estos efectos.

Braquiterapia

Otro tipo de radioterapia utilizada para el cáncer de útero se denomina braquiterapia. Este método también se conoce como radioterapia interna, ya que el material radiactivo se coloca temporalmente dentro del cuerpo, ya sea en el propio tumor o cerca de él.

Se colocan tubos huecos en la vagina o el útero y un pequeño gránulo de radiación viaja hasta la región del tumor. Esto puede hacerse varias veces para administrar una dosis segura.

Tratamiento sistémico

El tratamiento sistémico es el tratamiento con sustancias que circulan por el torrente sanguíneo, que alcanzan y afectan a todas las células del organismo. Las alternativas de tratamiento sistémico incluyen quimioterapia, tratamiento dirigido, inmunoterapia y tratamiento hormonal.

La quimioterapia es el tipo de tratamiento sistémico más utilizado para el cáncer de útero. La mayoría de los medicamentos de quimioterapia se administran mediante infusión. Esto significa que son líquidos que se inyectan lentamente en el torrente sanguíneo a través de una vena.

El tratamiento dirigido y la inmunoterapia son tratamientos más novedosos que resultan más eficaces contra los cánceres con características específicas, denominadas biomarcadores.

Estos tipos de tratamiento sistémico suelen administrarse en ciclos de días de tratamiento seguidos de días de descanso. Esto permite que el cuerpo se recupere antes del próximo ciclo.

Tratamiento hormonal

Determinadas hormonas (estrógeno y progesterona) pueden afectar al crecimiento de las células cancerosas en el útero.

El tratamiento hormonal es un tipo de tratamiento contra el cáncer que modifica los niveles de determinadas hormonas en el organismo. No es lo mismo que el tratamiento hormonal que puede utilizarse para controlar los síntomas de la menopausia, denominado tratamiento de reemplazo hormonal (TRH).

A continuación, se describen los tipos del tratamiento hormonal que pueden utilizarse para el cáncer de útero.

Los **progestágenos** son versiones de laboratorio de la hormona progesterona. Ayudan a demorar el crecimiento de las células cancerosas del endometrio. Levonorgestrel (Mirena) es un dispositivo intrauterino (DIU) liberador de progestágenos. También hay disponibles píldoras de progestágenos. El acetato de medroxiprogesterona (Provera) es un ejemplo.

Los **inhibidores de la aromatasa** son medicamentos orales que impiden que el tejido graso del cuerpo produzca estrógenos. Esto reduce la cantidad total de estrógeno en el organismo.

El **tamoxifeno** es un medicamento oral utilizado para reducir la cantidad de estrógeno en el organismo. Solo se utiliza para algunos tipos de cáncer de endometrio (no para el sarcoma uterino).

El **fulvestrant** (Faslodex) bloquea los receptores de estrógeno que pueden provocar el crecimiento de las células cancerosas. El fulvestrant se administra mediante inyección.

Los **agonistas de la hormona liberadora de gonadotropina (GnRH)** reducen los niveles de estrógeno en las mujeres con ovarios funcionales.

Ensayos clínicos

Un ensayo clínico es un tipo de estudio de investigación médica. Después de desarrollar y analizar en un laboratorio nuevas formas posibles de combatir el cáncer, es necesario estudiarlas en las personas.

Si en un ensayo clínico se determina que un medicamento, un dispositivo o un método de tratamiento es seguro y eficaz, es posible que lo apruebe la Administración de Alimentos y Medicamentos de los Estados Unidos (FDA).

Todas las personas con cáncer deben considerar atentamente todas las opciones de tratamiento que existen para tratar su tipo de cáncer, incluidos los tratamientos habituales y los ensayos clínicos. Converse con su médico para evaluar si tiene sentido participar en un ensayo clínico.

Fases

La mayoría de los ensayos clínicos sobre el cáncer se centran en el tratamiento y se realizan por fases.

- En los ensayos de **fase 1**, se estudian la seguridad y los efectos secundarios de un fármaco en investigación o un método de tratamiento.
- En los ensayos de **fase 2**, se evalúa el grado en que un fármaco o método actúa contra un tipo de cáncer específico.
- En los ensayos de **fase 3**, se evalúa el fármaco o el método en comparación con el tratamiento habitual. Si los resultados son buenos, puede ser aprobado por la FDA.
- En los ensayos de **fase 4**, se estudian la seguridad y el beneficio de un tratamiento aprobado por la FDA.

¿Quién puede inscribirse?

Depende de las normas del ensayo clínico, denominadas criterios de elegibilidad. Las normas pueden referirse a la edad, el tipo y el estadio del cáncer, los antecedentes de tratamiento o el estado de salud general. Estos garantizan que los participantes se asemejen en formas específicas y que el ensayo sea lo más seguro posible para los participantes.

Consentimiento informado

Un equipo de investigación administra los ensayos clínicos. Este grupo de expertos revisará el estudio con usted en detalle, incluidos el propósito, y los riesgos y beneficios de participar. Toda esta información también se proporciona en un formulario de consentimiento informado. Lea el formulario detenidamente y haga preguntas antes de firmarlo. Tómese el tiempo que necesite para conversar con personas de su confianza. Tenga en cuenta que puede dejar el ensayo clínico y recibir un tratamiento fuera del ensayo clínico en cualquier momento.

¿Recibiré un placebo?

Los placebos (versiones inactivas de medicamentos reales) casi nunca se usan solos en los ensayos clínicos sobre el cáncer. Es común recibir el placebo con el tratamiento habitual o el medicamento nuevo con el tratamiento estándar. Antes de inscribirse, se le informará, verbalmente y por escrito, si el ensayo clínico tiene previsto el uso de un placebo.

¿Los ensayos clínicos son gratuitos?

No tiene que pagar nada para inscribirse en un ensayo clínico. El patrocinador del estudio paga los costos relacionados con la investigación, incluido el fármaco del estudio. Pero es posible que tenga que pagar otros servicios, como transporte o servicios de cuidado infantil, debido a las consultas adicionales. Durante el ensayo, continuará recibiendo la atención habitual contra el cáncer. Este tipo de atención a menudo está cubierta por el seguro.

Dónde buscar ensayos clínicos

En los Estados Unidos

Centros oncológicos de NCCN
NCCN.org/cancercenters

The National Cancer Institute (NCI)
cancer.gov/about-cancer/treatment/clinical-trials/search

En el mundo

Ovarian Cancer Research Alliance (OCRA)
ocra.careboxhealth.com

The U.S. National Library of Medicine (NLM)
clinicaltrials.gov

¿Necesita ayuda para buscar un ensayo clínico?

Servicio de Información de Cáncer (Cancer Information Service, CIS) del NCI
+1 800.4.CANCER (+1 800.422.6237)
cancer.gov/contact

Puntos clave

- La histerectomía total con salpingooforectomía bilateral (SOB) es la intervención quirúrgica más utilizada para el cáncer de útero.
- Los resultados de la intervención quirúrgica y las pruebas se utilizan para determinar el estadio del cáncer. Esto se llama estadificación quirúrgica.
- El estadio describe cuánto cáncer hay en el cuerpo y a dónde se ha extendido.
- El cáncer de endometrio y el sarcoma uterino se estadifican de forma diferente. Cada tipo tiene 4 estadios principales.
- La radioterapia utiliza rayos de alta energía para eliminar las células cancerosas o evitar que se formen células nuevas.
- La radioterapia de haz externo (RHE) y la braquiterapia vaginal se utilizan habitualmente para tratar el cáncer de útero.
- La quimioterapia, el tratamiento hormonal, el tratamiento dirigido y la inmunoterapia son tipos de tratamiento sistémico.

Preguntas para hacer

- ¿Cuáles son los efectos secundarios del tratamiento sistémico que voy a recibir?
- Si el cáncer se extiende, ¿el estadio cambia?

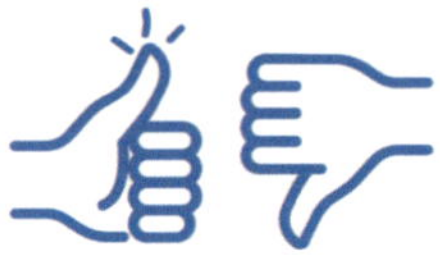

¡Cuéntenos qué opina!

Tómese un momento para completar una encuesta en línea sobre NCCN Guidelines for Patients.
NCCN.org/patients/response

4

Tratamiento para el cáncer de endometrio

En este capítulo, primero se aborda el tratamiento del tipo más frecuente de tumor endometrial (endometrioide), seguido del tratamiento de los tipos de alto riesgo.

El tratamiento para el tipo más común de cáncer de endometrio (endometrioide) se basa en si el cáncer se ha extendido más allá del útero y, en caso afirmativo, hasta qué punto.

Cuando es posible, se recomienda la intervención quirúrgica que incluye la extirpación del útero. Si puede quedar embarazada y desea esta opción, puede ser candidata para un tratamiento con conservación de la fertilidad.

El cáncer solo afecta al útero

Si está dispuesta y puede someterse a una intervención quirúrgica, se recomienda una histerectomía total con salpingooforectomía bilateral (SOB). Si está premenopáusica, es mejor que conserve sus ovarios y evite la menopausia quirúrgica.

Cuando sea posible, se prefiere la intervención quirúrgica mínimamente invasiva para el cáncer endometrioide que no se ha extendido más allá del cuerpo del útero. Pregunte a su cirujano si existe algún método mínimamente invasivo y si es posible utilizarlo.

Los resultados de la intervención quirúrgica y las pruebas se utilizan para determinar el estadio del cáncer. Según el estadio, podría requerirse tratamiento adicional. Consulte la página 33 para obtener información.

Tratamiento con conservación de la fertilidad

Retrasar la intervención quirúrgica y tratar primero el cáncer con un tratamiento hormonal puede ser una opción en el caso de un tumor endometrioide muy pequeño. Si el tratamiento hormonal basado en progestágenos elimina todo el cáncer, puede comenzar a intentar quedar embarazada.

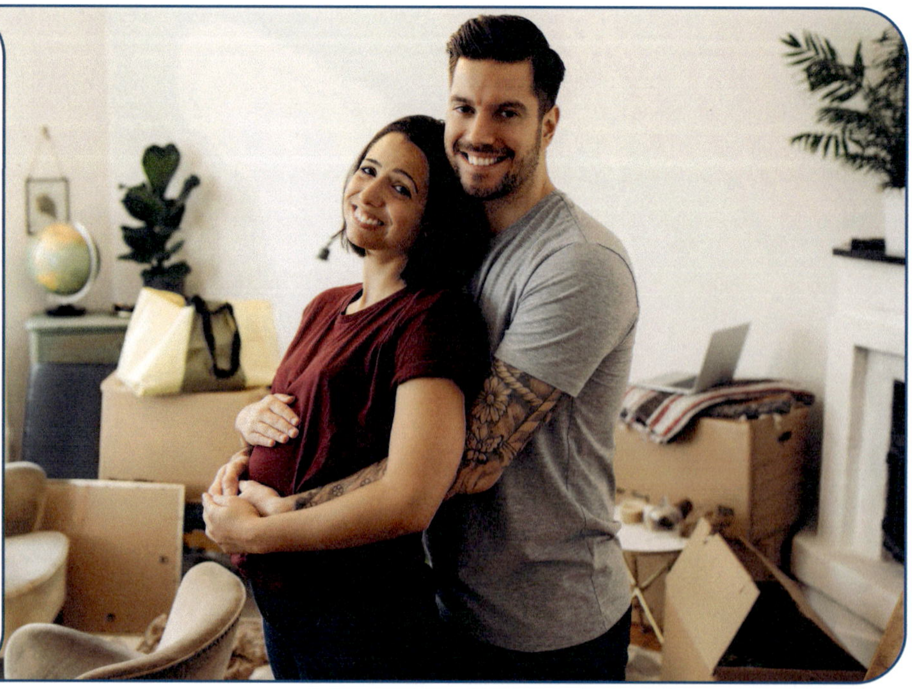

Tratamiento sin intervención quirúrgica

Si no puede someterse a una cirugía para extirpar un tumor confinado al útero, o decide no hacerlo, se recomienda el tratamiento con radioterapia de haz externo (RHE), braquiterapia o ambas.

Otra opción no quirúrgica para los tumores endometrioides pequeños es el tratamiento hormonal basado en progestágenos. Se prefiere un dispositivo intrauterino (DIU) de levonorgestrel, como Mirena. Las píldoras de progestágenos también son una opción recomendada, ya sea solas o combinadas con un DIU que libera levonorgestrel.

Tratamiento con conservación de la fertilidad

Si tiene un tumor **endometrioide** de bajo riesgo y desea tener la opción de llevar adelante un embarazo, el tratamiento con conservación de la fertilidad puede ser una opción.

Consiste en retrasar la intervención quirúrgica y tratar primero el cáncer con tratamiento hormonal. Si esto funciona bien y elimina todo el cáncer, puede intentar quedar embarazada.

El tratamiento con conservación de la fertilidad solo es una opción para **algunos** tumores endometrioides confinados al útero. Pregunte a su médico especialista en cáncer si es una opción para su tipo de cáncer. Si se planea seguir este enfoque, se recomienda consultar con un experto en fertilidad antes de comenzar. También puede recibir asesoramiento y análisis genéticos.

Se recomienda el tratamiento hormonal basado en progestágenos para conservar la fertilidad. Se prefiere un DIU de levonorgestrel (como Mirena). Las píldoras de progestágenos también son una opción recomendada, ya sea solas o combinadas con un DIU de levonorgestrel.

Para saber si el tratamiento hormonal está funcionando, se analizará una muestra de las células endometriales (a menudo mediante una biopsia de endometrio) cada 3 a 6 meses.

Dispositivo intrauterino (DIU)

Un DIU que libera levonorgestrel es un método de tratamiento hormonal utilizado en el tratamiento con conservación de la fertilidad.

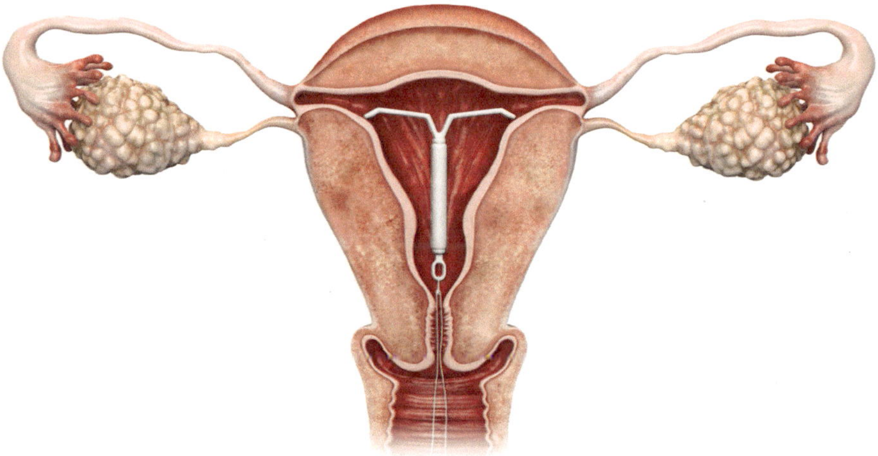

Si el cáncer desaparece al cabo de 6 meses, puede interrumpir el tratamiento hormonal y empezar a intentar quedar embarazada. Seguirá haciéndose pruebas del endometrio cada 6 meses.

Si el cáncer persiste en un plazo de 6 meses a un año, se recomienda la intervención quirúrgica. Conservar los ovarios puede ser una opción.

Es importante mantener un peso y un estilo de vida saludables durante el tratamiento con conservación de la fertilidad. El tratamiento puede dar mejores resultados. El profesional de atención médica le preguntará sobre los tipos de alimentos que consume, su nivel de actividad física y otros hábitos que puedan afectar el tratamiento.

El cáncer se ha extendido al cuello uterino

Si el cáncer se ha extendido al cuello uterino, se recomienda una histerectomía (total o radical) con SOB. Algunas veces, la RHE y la braquiterapia se usan primero para reducir el tamaño del cáncer antes de la intervención quirúrgica.

Los resultados de la intervención quirúrgica y las pruebas se utilizan para determinar el estadio del cáncer. Se necesita más tratamiento para los cánceres en estadio 2, 3 y 4. Consulte la siguiente página para obtener información.

Si rechaza o no puede someterse primero a la intervención quirúrgica, suelen administrarse primero la RHE y la braquiterapia para intentar reducir el tumor. La RHE puede combinarse con quimioterapia con derivados de platino. Esto se llama quimiorradiación. La quimioterapia ayuda a que la radiación destruya las células cancerosas.

Otra opción es administrar primero solo quimioterapia para intentar reducir el tamaño del cáncer.

Si el enfoque que usted y su equipo acuerdan funciona bien, la intervención quirúrgica podría ser una opción viable.

El cáncer se ha extendido más allá del útero

Si el cáncer se ha extendido más allá del útero, pero **no más allá de la cavidad pélvica o el abdomen**, se recomienda una histerectomía total y SOB. El cirujano intentará extirpar tanto como sea posible. Algunas personas reciben quimioterapia antes de la intervención quirúrgica para intentar reducir el tamaño del tumor.

Los resultados de la intervención quirúrgica y las pruebas se utilizan para determinar el estadio del cáncer. En la página siguiente encontrará información sobre el tratamiento después de la intervención quirúrgica.

Si el cáncer se ha extendido a zonas **alejadas de la cavidad pélvica** (metástasis), se recomienda un tratamiento sistémico. En este momento, la pauta terapéutica preferida es carboplatino y paclitaxel. La RHE puede combinarse con quimioterapia.

Su médico especialista en cáncer puede recomendarle una histerectomía paliativa y SOB. El objetivo no es curar el cáncer, sino aliviar los síntomas causados por el cáncer y limitar aún más su extensión. Este procedimiento se llama cirugía paliativa. Si se prevé realizar la intervención quirúrgica, puede utilizarse la radioterapia corporal estereotáctica (RTCE) para destruir los tumores metastásicos pequeños.

Si rechaza o no puede someterse primero a una intervención quirúrgica, es posible que se le recomiende la RHE para el cáncer que se ha extendido dentro de la cavidad pélvica o el abdomen. También se puede administrar braquiterapia, tratamiento sistémico o ambos.

Si hay metástasis, se recomienda tratamiento sistémico.

Si el enfoque que usted y su equipo acuerdan funciona bien, la intervención quirúrgica podría ser una opción viable.

Tratamiento después de la intervención quirúrgica

A continuación, se describe el tratamiento recomendado después de la intervención quirúrgica para el cáncer endometrioide, según el estadio.

Estadio 1

Su profesional de atención médica podría recomendarle uno o ambos de los siguientes tratamientos después de la intervención quirúrgica:

- Braquiterapia vaginal
- RHE

Se tendrán en cuenta el estadio, el grado y otras características del cáncer para determinar si un tratamiento adicional puede ayudar a reducir el riesgo de recidiva.

Si no necesita más tratamiento, se comenzará la vigilancia.

Estadio 2

Se prefiere el tratamiento con RHE después de la intervención quirúrgica para todos los cánceres de endometrio en estadio 2.

La braquiterapia vaginal también es una opción recomendada y puede administrarse sola o junto con la RHE.

Si el cáncer es de muy bajo riesgo, se puede considerar la braquiterapia vaginal sola.

En algunos casos, además de la RHE o la braquiterapia vaginal, se administra quimioterapia o tratamiento hormonal.

El tratamiento hormonal solo suele considerarse para los tumores endometrioides pequeños o de crecimiento lento.

Después de cualquier tratamiento administrado tras la intervención quirúrgica, comienzan los cuidados de seguimiento.

Estadios 3 y 4

El principal tratamiento después de la intervención quirúrgica para el cáncer endometrioide en estadios 3 y 4 es el tratamiento sistémico. Puede utilizarse quimioterapia o tratamiento hormonal.

El tratamiento hormonal solo suele considerarse para los tumores endometrioides pequeños o de crecimiento lento.

Además del tratamiento sistémico, también puede recibir RHE o braquiterapia vaginal. Tras el tratamiento sistémico (y la radioterapia, si se ha administrado), comienza el seguimiento.

Cáncer de endometrio de alto riesgo

Los tipos menos frecuentes de cáncer de endometrio pueden extenderse rápidamente. En el momento del diagnóstico, estos cánceres de alto riesgo pueden haberse extendido ya más allá del útero.

Los cánceres de endometrio de alto riesgo incluyen:

- Carcinoma seroso.
- Carcinoma de células claras.
- Carcinosarcoma.
- Carcinoma indiferenciado/desdiferenciado.

Los carcinosarcomas se ven en el microscopio como parte carcinoma endometrial y parte sarcoma uterino. También se conocen como tumores mesodérmicos mixtos malignos o tumores de Müller mixtos malignos (TMMM).

Al igual que los tumores endometrioides, el primer signo de los tumores endometriales de alto riesgo es el sangrado vaginal. Sin embargo, estos tipos de cáncer de endometrio también pueden causar los siguientes signos y síntomas:

- Bultos en la zona de la cavidad pélvica.
- Resultados anormales en la prueba de Papanicoláu.
- Acumulación de líquido o hinchazón en el abdomen (también conocida como ascitis).

Estudios

Los estudios pueden ayudar a determinar si el cáncer se ha extendido más allá del útero. Si no se ha sometido a estudios de diagnóstico por imágenes, seguramente se los harán antes del tratamiento. Su médico también puede solicitarle un análisis de sangre del antígeno del cáncer 125 (CA-125). Un nivel elevado puede significar que el cáncer se ha extendido más allá del útero. Si es así, también se puede controlar el nivel de CA-125 durante el tratamiento.

Para los carcinomas serosos o carcinosarcomas avanzados o metastásicos, también se recomienda la prueba para detectar HER2.

Tratamiento

El tratamiento más eficaz para los cánceres de endometrio de alto riesgo es la intervención quirúrgica. Se recomienda una histerectomía total y SOB. Cuando sea posible, se prefiere la intervención quirúrgica mínimamente invasiva.

No se recomienda el tratamiento con conservación de la fertilidad para el cáncer de endometrio de alto riesgo. Si no es candidata a la intervención quirúrgica, consulte la página 36.

Se realizará una estadificación quirúrgica para conocer la extensión del cáncer y asignarle un estadio. Después de la intervención quirúrgica, siempre se necesita más tratamiento en los casos de cáncer de endometrio de alto riesgo. Sus opciones de tratamiento dependerán del tipo de tumor y del estadio.

Si se planifica la quimioterapia, la pauta terapéutica preferida es carboplatino y paclitaxel. En los tumores serosos o carcinosarcomas con HER2 positivo en estadio 3 o 4, puede administrarse un tratamiento dirigido denominado trastuzumab junto con la quimioterapia.

A continuación, se describe el tratamiento recomendado después de la intervención quirúrgica, en función del tipo de tumor.

Después de la intervención quirúrgica: carcinoma seroso y de células claras

Si se extirpa todo el cáncer durante la intervención quirúrgica, no necesitará más tratamiento.

En el caso de enfermedad no invasiva en estadio 1A, los resultados del lavado peritoneal ("lavados") pueden ayudar a orientar las decisiones sobre la atención médica. En esta técnica, el cirujano introduce líquido en el espacio abierto del abdomen y luego lo extrae y lo analiza para detectar células cancerosas.

Para conocer el tratamiento recomendado después de la intervención quirúrgica según el estadio del cáncer, consulte la **Guía 3**.

Después de la intervención quirúrgica: carcinosarcoma

Para el carcinosarcoma en estadio 1, se recomienda tanto la quimioterapia como la braquiterapia vaginal después de la intervención quirúrgica. También se puede administrar radioterapia externa.

Para los estadios 2, 3 y 4, se recomienda la quimioterapia después de la intervención quirúrgica. Puede añadirse radioterapia externa, braquiterapia vaginal o ambas.

Independientemente del estadio, la quimioterapia puede iniciarse entre 3 y 6 semanas después de la intervención quirúrgica. La braquiterapia puede añadirse a la quimioterapia a partir de la sexta semana después de la intervención quirúrgica.

Guía 3
Carcinoma seroso y de células claras: opciones de tratamiento después de la intervención quirúrgica

Estadio 1A, no invasivo	Los resultados del lavado peritoneal ayudan a su médico a decidir cuál de las siguientes opciones es la más recomendable para usted: • Observación. • Quimioterapia (también se puede administrar braquiterapia vaginal). • Braquiterapia vaginal.
• **Estadio 1A, invasivo** • **Estadio 1B** • **Estadio 2**	**Opción 1: Quimioterapia** Puede agregarse el tratamiento con RHE, braquiterapia o ambos. **Opción 2: Radioterapia de haz externo** Puede añadirse el tratamiento con braquiterapia.
Estadios 3 y 4	Se recomienda la quimioterapia. Puede agregarse el tratamiento con RHE, braquiterapia o ambos.

Después de la intervención quirúrgica: carcinoma indiferenciado/desdiferenciado

Se recomienda la quimioterapia después de la intervención quirúrgica para el carcinoma que no pertenece a ninguna categoría de tumor específica. Además de la quimioterapia, puede administrarse radioterapia externa o braquiterapia vaginal o ambas.

Si la intervención quirúrgica no se planifica en primer lugar

Es posible que la intervención quirúrgica no sea su primer tratamiento. Puede que no sea posible extirpar quirúrgicamente el cáncer, usted puede rechazar la intervención o puede que no se encuentre en condiciones de someterse a ella. En estos casos, existen 2 opciones principales de tratamiento.

La primera opción es la radioterapia externa. Además de la radioterapia, puede administrarse braquiterapia vaginal, quimioterapia o ambas.

La segunda opción es el tratamiento sistémico. Normalmente se administra quimioterapia. El objetivo es reducir el tumor lo suficiente como para poder extirparlo quirúrgicamente.

Después del tratamiento, su médico comprobará el tamaño del tumor para ver si es posible la intervención quirúrgica.

Fin del tratamiento

La vigilancia comienza cuando ya no hay signos de cáncer después de haber sido tratado. Se utiliza para detectar signos precoces de que el cáncer ha reaparecido.

Exámenes físicos

Se recomienda realizar exámenes físicos de manera periódica durante al menos los primeros 5 años después del tratamiento.

Durante los primeros 2 a 3 años, se recomienda un examen cada 3 a 6 meses. Se necesitan con menos frecuencia (cada 6 a 12 meses) hasta el quinto año después del tratamiento.

A partir del año 5, se recomienda un examen físico al año.

Otras pruebas de vigilancia

Si su nivel de CA-125 era alto antes del tratamiento, es posible que se controle después del tratamiento.

No se recomienda realizar otras pruebas, incluidos estudios de diagnóstico por imágenes, de forma regular.

Otros cuidados

Además de las pruebas de vigilancia, las personas que han padecido cáncer de útero deben recibir otros cuidados. Estos incluyen aprender a detectar los síntomas de recidiva. Consulte el *Capítulo 6: Supervivencia* para obtener más información.

Si se sospecha de una recidiva

Si presenta síntomas de una posible recidiva, o si su médico observa posibles síntomas, le pedirá que se realice estudios de diagnóstico por imágenes (exploraciones). Es probable que necesite uno o más de los siguientes estudios:

- Tomografía computarizada (TC) de cavidad pélvica, abdomen o tórax con contraste.
- Tomografía por emisión de positrones (TEP)/TC de todo el cuerpo.
- Resonancia magnética (RM) del abdomen y la cavidad pélvica.

Si se confirma la recidiva, consulte la siguiente sección para obtener más información.

Tratamiento en caso de recidiva

La reaparición del cáncer después del tratamiento se llama recidiva o recurrencia. Se recomienda a todas las personas con cáncer de útero recidivante participar en un ensayo clínico para su tratamiento cuando sea posible.

Según dónde reaparezca el cáncer y sus antecedentes de tratamiento, las opciones de tratamiento pueden incluir radioterapia, intervención quirúrgica o quimioterapia.

Se pueden considerar algunos tipos de tratamiento hormonal para tratar el cáncer de endometrio recidivante, pero por lo general solo se recomienda para tumores endometrioides pequeños o de crecimiento lento.

Si aún no se han realizado, en el caso de cáncer recidivante deben realizarse pruebas de mutaciones y otros biomarcadores (características) que puedan ayudar a orientar su atención. Consulte el *Capítulo 2: Estudios para detectar el cáncer de útero* para obtener más información sobre pruebas de biomarcadores.

Recidiva en la vagina o cerca de ella

El cáncer de endometrio puede reaparecer en la vagina (lo más frecuente), en otras zonas de la pelvis o en el abdomen.

Si el nuevo cáncer se encuentra en una zona que **no ha sido tratada** con radioterapia externa, se recomienda la RHE. Su profesional de atención médica puede recomendarle combinar la RHE con braquiterapia, tratamiento sistémico o ambos.

Una segunda opción recomendada es la intervención quirúrgica exploratoria. Esto implica abrir el abdomen para determinar cuánto se ha extendido el cáncer y extirpar todo el cáncer que el cirujano pueda ver. Según los resultados, su oncólogo puede recomendarle tratamiento con RHE, quimioterapia o ambos después de la intervención quirúrgica.

Si el nuevo cáncer se encuentra en una zona que **ha sido tratada** con radioterapia de haz externo, las opciones de tratamiento pueden incluir las siguientes:

- Intervención quirúrgica exploratoria.
- Tratamiento sistémico.
- RHE en dosis más bajas para aliviar los síntomas (radioterapia paliativa).
- Braquiterapia.

Recidiva en el hígado o los pulmones

Si el cáncer de endometrio reaparece después del tratamiento inicial y se encuentra en áreas como el hígado o los pulmones, se trata de un cáncer metastásico. También se describe como una recidiva a distancia. Una recidiva a distancia no es lo mismo que un cáncer en estadio 4.

Si solo hay unas pocas áreas pequeñas de cáncer, es posible extirpar o destruir los tumores utilizando uno o varios de los siguientes métodos:

- Intervención quirúrgica.
- RHE.
- Radioterapia corporal estereotáctica (RTCE).

Si hay más de unos pocos tumores, se recomienda el tratamiento sistémico. La pauta terapéutica de quimioterapia preferida en este momento es **carboplatino y paclitaxel**. Puede añadirse un tratamiento dirigido denominado trastuzumab para los tumores serosos o carcinosarcomas con HER2 positivo. Si no puede recibir paclitaxel, se recomienda sustituirlo por docetaxel.

También puede administrarse radioterapia con el objetivo de aliviar los síntomas. Esto se conoce como radioterapia paliativa.

Si el cáncer no responde o deja de responder al tratamiento sistémico de primera línea, existen opciones de segunda y tercera línea. Si el tumor presenta algún biomarcador, los tratamientos dirigidos recomendados se mencionan en la **Guía 4**.

Si se prevé el tratamiento con inmunoterapia, consulte las *NCCN Guidelines for Patients: Efectos secundarios de la inmunoterapia, inhibidores del punto de control inmunitario* en NCCN.org/patientguidelines y en la aplicación NCCN Patient Guides for Cancer.

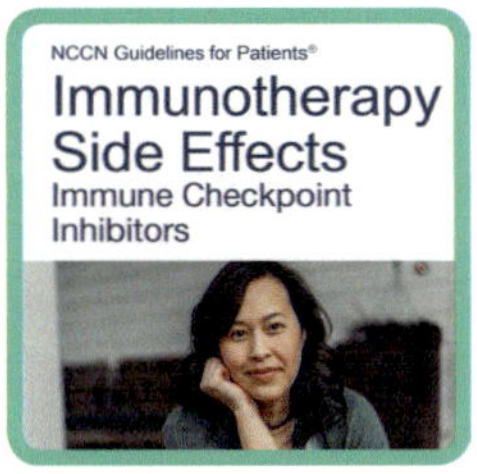

Guía 4
Tratamientos dirigidos para tumores con biomarcadores

Biomarcador	Tratamientos dirigidos disponibles
Tumores con pMMR (vía reparadora de emparejamiento inalterada)	• Lenvatinib (Lenvima) y pembrolizumab (Keytruda) • Axitinib (Inlyta) y avelumab (Bavencio)
Tumores con dMMR **o** **Tumores con MSI-H**	• Avelumab • Dostarlimab-gxly (Jemperli) • Nivolumab (Opdivo) • Pembrolizumab • Tislelizumab-jsgr (Tevimbra) • Retifanlimab-dlwr (Zynyz)
TMB-H	• Pembrolizumab • Ipilimumab (Yervoy) y nivolumab
Fusión del gen *RET*	Selpercatinib (Retevmo)
HER2 positivo	Fam-trastuzumab deruxtecan-nxki (Enhertu)
Fusión del gen *NTRK*	• Entrectinib (Rozlytrek) • Larotrectinib (Vitrakvi) • Repotrectinib (Augtyro)

Tratamiento complementario

El tratamiento complementario es una parte importante de su atención oncológica. Tiene como objetivo mejorar su calidad de vida durante el tratamiento del cáncer y después de este. El tratamiento complementario es para todas las personas con cáncer y sus familias, no solo para las que se encuentran al final de la vida. También se conoce como cuidados paliativos.

El tratamiento complementario incluye una amplia variedad de servicios. Previene o maneja los síntomas del cáncer y los efectos secundarios del tratamiento del cáncer, como el dolor y la fatiga relacionada con la enfermedad. También aborda los problemas mentales, sociales, emocionales y espirituales a los que se enfrentan las personas con cáncer.

El tratamiento complementario proporciona ayuda con otras necesidades, como las siguientes:

- Toma de decisiones sobre el tratamiento.
- Coordinación de la atención médica.
- Pago de la atención médica.
- Planificación anticipada de la atención y relacionada con el final de la vida.

Lea más sobre los tipos de apoyo que puede recibir en *NCCN Guidelines for Patients: Cuidados paliativos* en NCCN.org/patientguidelines y en la aplicación NCCN Patient Guides for Cancer.

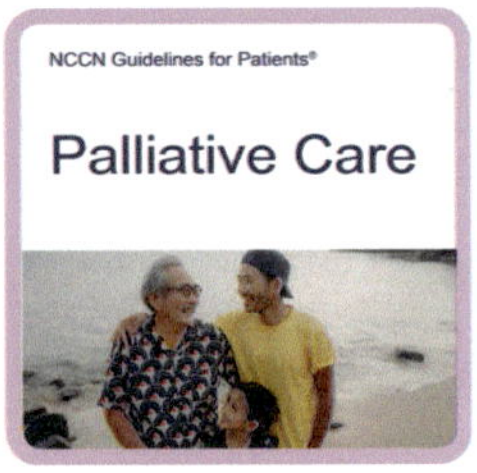

El tratamiento complementario está disponible para todas las personas con cáncer. No tiene por objeto tratar el cáncer, sino aliviar los síntomas y hacer que usted sienta más comodidad.

Puntos clave

- La intervención quirúrgica es el primer tratamiento preferido para la mayoría de los cánceres de endometrio cuando es posible.
- Si está en la premenopausia y tiene un tumor endometrioide, el tratamiento con conservación de la fertilidad puede ser una opción. Implica retrasar la intervención quirúrgica y someterse primero a un tratamiento hormonal.
- El tratamiento se recomienda después de la intervención quirúrgica para todos los tumores endometrioides en estadio 2, 3 y 4. Algunas pacientes con un tumor endometrioide en estadio 1 pueden beneficiarse de un tratamiento después de la intervención quirúrgica.
- Los tipos de cáncer de endometrio de alto riesgo incluyen el carcinoma seroso, el carcinoma de células claras, el carcinoma indiferenciado/diferenciado y el carcinosarcoma.
- Los cuidados de seguimiento implican someterse a exámenes físicos periódicos y permanecer alerta ante síntomas de recidiva.
- El tratamiento del cáncer de endometrio recidivante depende de la localización o las localizaciones del nuevo tumor y de sus antecedentes de tratamiento.

Preguntas para hacer

- Quiero tener la opción de quedar embarazada después del tratamiento. ¿Reúno los requisitos para someterme a una intervención quirúrgica con conservación de la fertilidad?
- Estoy dispuesta y puedo someterme a una intervención quirúrgica. ¿Soy candidata para un enfoque mínimamente invasivo?

5

Tratamiento del sarcoma uterino

En este capítulo, se explican los análisis y el tratamiento recomendados para un tipo poco frecuente de cáncer de útero denominado sarcoma uterino.

El sarcoma uterino se origina en los tejidos conjuntivos de sostén o en los músculos del útero. En comparación con el cáncer de endometrio, el sarcoma uterino suele ser difícil de tratar y es más probable que se extienda más allá del útero.

Debido a que los sarcomas uterinos suelen estar ubicados en la parte profunda de la pared muscular del útero, la biopsia no es tan confiable para el diagnóstico como lo es para el cáncer de endometrio. Como resultado, estos cánceres a menudo se detectan después de una histerectomía realizada por otro motivo.

Los sarcomas uterinos a veces se detectan durante la intervención quirúrgica para extirpar fibromas. Los fibromas son tumores benignos (no cancerosos) que crecen en el útero y causan síntomas.

En este recurso, se analizan los siguientes tipos de sarcoma uterino:

- Sarcoma del estroma endometrial (SEE)
- Adenosarcoma
- Leiomiosarcoma uterino (LMSU)
- Sarcoma uterino indiferenciado (SUI)
- Tumor de células epitelioides perivasculares (PEComa)
- Tumor miofibroblástico inflamatorio (TMI)

Primeros pasos

Estudios de diagnóstico por imágenes

Es necesario realizar estudios de diagnóstico por imágenes antes de iniciar el tratamiento. Se recomienda realizar una tomografía computarizada (TC) de tórax, abdomen y cavidad pélvica (con contraste). También es posible que le hagan una resonancia magnética (RM) de cavidad pélvica, abdomen o ambas.

Otros estudios de diagnóstico por imágenes que pueden utilizarse para evaluar la extensión del cáncer son la tomografía por emisión de positrones (TEP)/TC combinadas de cuello, tórax, abdomen, cavidad pélvica e ingle.

La necesidad de otros estudios de diagnóstico por imágenes dependerá de sus síntomas y de si su médico cree que el cáncer se ha extendido (metástasis).

Análisis de receptores de hormonas

Hasta la menopausia, los ovarios producen hormonas. Si el sarcoma tiene receptores hormonales, las hormonas producidas por los ovarios pueden hacer que el cáncer crezca.

Para ayudar a decidir si la extirpación de los ovarios sería eficaz contra el cáncer, se puede analizar una muestra del tumor (obtenida mediante una biopsia o una intervención quirúrgica) para detectar receptores de hormonas.

Los análisis de receptores de hormonas se suelen considerar para los siguientes tipos de sarcoma uterino:

- SEE
- LMSU
- Adenosarcoma

Tratamiento

En las mujeres con útero, la histerectomía total y, posiblemente, la salpingooforectomía bilateral (SOB) son las formas más eficaces de tratar un sarcoma uterino. Si el cáncer no puede extirparse con intervención quirúrgica, las opciones de tratamiento incluyen radioterapia y tratamiento sistémico.

Sarcoma detectado por biopsia o extirpación de fibroma

Si el cáncer **solo está en el útero**, se recomienda una histerectomía total. Si se encuentra en la menopausia, también se recomienda extirpar los ovarios y las trompas de Falopio.

Si puede quedar embarazada, usted y su profesional de atención médica decidirán juntos si extirpar sus ovarios y trompas de Falopio (una SOB). Si el cáncer tiene receptores de hormonas, es probable que su médico le recomiende extirparlos.

Si durante la intervención se descubre que el cáncer se ha extendido más allá del útero, es posible que se le practique una nueva intervención quirúrgica para extirparlo. Esta decisión también se toma caso por caso. Consulte "Tratamiento después de la intervención quirúrgica" en la página siguiente.

Si el cáncer se ha **extendido** (o puede haberse extendido) **más allá del útero**, se considerará la intervención quirúrgica. El cirujano tendrá en cuenta la extensión del cáncer, sus síntomas y la posibilidad de extirparlo mediante intervención quirúrgica. Si se prevé realizar una intervención quirúrgica, se recomienda una histerectomía total. Si es posible, también se extirpará el cáncer que se haya extendido más allá del útero.

Si usted puede quedar embarazada y el cáncer tiene receptores de hormonas, es probable que su médico le recomiende extirpar también los ovarios y las trompas de Falopio.

Si **no quiere o no puede someterse a una intervención quirúrgica**, se recomienda tratar con tratamiento sistémico, radioterapia de haz externo paliativa o ambos. La braquiterapia puede utilizarse además de uno de estos tratamientos o de ambos.

La quimioterapia suele administrarse en primer lugar para el tratamiento sistémico. Para los tumores con determinados biomarcadores, el tratamiento dirigido puede ser una opción. Las opciones recomendadas de tratamiento sistémico de primera línea para los sarcomas no operables se describen en la **Guía 5**.

Sarcoma detectado durante una histerectomía previa

Si el cáncer se detectó tras una histerectomía parcial o total, el tratamiento dependerá de los resultados de la histerectomía original y de si se extirparon los ovarios y las trompas de Falopio.

Si el tumor no se extirpó en una sola pieza o si no se extirpó el cuello uterino, es posible que se le practique otra intervención quirúrgica para extirpar el cáncer y el cuello uterino restante.

Si conserva los ovarios y las trompas de Falopio, es posible que se los extirpen en este momento. Si inicialmente solo se extirparon un ovario y su trompa de Falopio, pueden extirparse el ovario y la trompa de Falopio restantes. Puede ser la mejor opción para los SEE de bajo grado, los adenosarcomas y los tumores con receptores de estrógeno.

Después de la intervención quirúrgica: SEE de bajo grado o adenocarcinoma de bajo riesgo

Si aún conserva los ovarios y las trompas de Falopio, la intervención quirúrgica para extirparlos (SOB) se recomienda para los tumores en estadio 1. Si ya se ha sometido a una SOB, se recomienda la observación.

También se recomienda una SOB para los SEE de bajo grado en estadios 2, 3 y 4, y los adenosarcomas de bajo riesgo. Además de la intervención quirúrgica, pueden administrarse uno de los siguientes tratamientos o ambos:

- Tratamiento hormonal antiestrogénico.
- Radioterapia de haz externo.

Los inhibidores de la aromatasa son el tratamiento antiestrogénico preferido para los SEE de bajo grado y los adenosarcomas de bajo riesgo. Todas las opciones recomendadas para el tratamiento antiestrogénico se mencionan en la **Guía 5**.

Si se utiliza radioterapia para el cáncer en estadio 4B, se considera paliativa. Esto significa que el objetivo no es tratar el cáncer, sino controlar o prevenir los síntomas causados por el tumor.

Después de la intervención quirúrgica: Adenosarcoma de alto riesgo

Si aún conserva los ovarios y las trompas de Falopio, la intervención quirúrgica para extirparlos (SOB) se recomienda para los adenosarcomas de alto riesgo en estadio 1. Si ya se ha sometido a una SOB, o si está menopáusica, se recomienda la observación.

También se recomienda una SOB para los adenosarcomas de alto riesgo en estadios 2, 3 y 4. Después de esta intervención quirúrgica, su médico puede recomendarle un tratamiento con quimioterapia o un tratamiento dirigido. O bien, si el cáncer tiene receptores de hormonas, puede optarse por un tratamiento antiestrogénico.

Guía 5
Tratamiento antiestrogénico para el SEE de bajo grado, el adenosarcoma de bajo riesgo o los sarcomas uterinos positivos para receptores de hormonas

- Inhibidores de la aromatasa **(preferidos para el SEE de bajo grado y el adenosarcoma de bajo riesgo)**.
- Fulvestrant.
- Acetato de megestrol.
- Acetato de medroxiprogesterona.
- Análogos de la GnRH (para las pacientes que tienen al menos un ovario funcional).

Después de la intervención quirúrgica: Otros tipos de tumores

La información abajo se aplica a los siguientes tipos de sarcoma uterino:

- SEE de alto grado
- LMSU
- SUI
- Otros sarcomas, como el PEComa
- Tumor miofibroblástico inflamatorio (TMI)

Si el cáncer está en estadio 1, no es necesario ningún otro tratamiento después de la intervención quirúrgica. Puede iniciar la vigilancia y los cuidados de seguimiento.

Para los cánceres en estadio 2 y 3, si los resultados de la intervención quirúrgica son muy buenos, la observación puede ser una opción. De lo contrario, su profesional de atención médica puede recomendarle tratamiento sistémico, radioterapia de haz externo o ambos.

Guía 6
Quimioterapia de primera línea y pautas de tratamiento dirigido

Regímenes preferidos	• Doxorrubicina • Docetaxel + gemcitabina • Doxorrubicina + ifosfamida • Doxorrubicina + dacarbazina • Doxorrubicina + trabectedina (para LMSU)
Pautas terapéuticas que pueden utilizarse en determinados casos	**Para tumores con fusión del gen *NTRK*:** • Larotrectinib (Vitrakvi) • Entrectinib (Rozlytrek) • Repotrectinib (Augtyro) **Para los tumores miofibroblásticos inflamatorios con translocación de *ALK*:** • Crizotinib (Xalkori) • Ceritinib (Zykadia) • Brigatinib (Alunbrig) • Lorlatinib (Lorbrena) • Alectinib (Alecensa) **Para tumores con fusión del gen *RET*:** • Selpercatinib **Para PEComas:** • Sirolimus unido a albúmina

Para los cánceres en estadio 4A, se recomienda el tratamiento sistémico, la radioterapia de haz externo o ambos.

Para el cáncer en estadio 4B, se suele administrar un medicamento de quimioterapia o de tratamiento dirigido. O, si el cáncer tiene receptores de hormonas, su médico puede recomendarle un tratamiento antiestrogénico. La radioterapia de haz externo con dosis más bajas puede utilizarse para aliviar los síntomas causados por el cáncer en estadio 4B.

Acerca del tratamiento sistémico después de la intervención quirúrgica

La mayoría de las personas reciben quimioterapia después de la intervención quirúrgica. Sin embargo, si el cáncer presenta biomarcadores (características) específicos, el tratamiento dirigido puede ser una mejor opción.

Si se planea el tratamiento con quimioterapia, hay varias pautas terapéuticas preferidas. La mayoría incluyen doxorrubicina (Adriamycin). Su médico oncólogo tendrá en cuenta varios factores a la hora de recomendarle una pauta de quimioterapia. Consulte la **Guía 6**.

Vigilancia

La vigilancia comienza cuando ya no hay signos de cáncer después de haber sido tratado. Se utiliza para detectar signos precoces de que el cáncer ha reaparecido. Los exámenes físicos y los estudios de diagnóstico por imágenes se utilizan para vigilar la reaparición de sarcomas uterinos. Consulte la **Guía 7**.

Guía 7
Controles para detectar la reaparición del sarcoma uterino

Exámenes físicos	• **Primeros 2 a 3 años:** cada 3 a 4 meses • **Posteriormente:** una o dos veces al año
Recomendación: **TC de tórax, abdomen y cavidad pélvica con contraste** **Opcional:** **RM de abdomen y cavidad pélvica y TC de tórax sin contraste**	• **Primeros 3 años:** cada 3 a 6 meses • **Años 4 y 5:** cada 6 a 12 meses Puede someterse a estudios de diagnóstico por imágenes cada 1 o 2 años durante 5 años más. Su médico decidirá si debe continuar el diagnóstico por imágenes en función de las características de su cáncer (tipo de tumor, estadio, grado).

Además de las pruebas de vigilancia, las personas que han padecido cáncer necesitan otros cuidados. Esto incluye mantenerse alerta ante los síntomas del cáncer. Consulte el *Capítulo 6: Supervivencia* para obtener más información.

Durante la vigilancia, si presenta síntomas o su profesional de atención médica sospecha una recidiva por otros motivos, se recomienda realizar estudios de diagnóstico por imágenes.

Recidiva

La reaparición del cáncer después de un período sin cáncer se conoce como recidiva. Si se sospecha de una recidiva, es probable que se le realicen estudios de diagnóstico por imágenes. Si existe la sospecha de que el cáncer se haya extendido a zonas alejadas de la cavidad pélvica (metástasis), el diagnóstico por imagen puede incluir una TEP/TC de cuello, tórax, abdomen, cavidad pélvica e ingle.

El tratamiento de una recidiva depende en parte de la localización del nuevo tumor. Tras la intervención quirúrgica para extirpar el útero, los ovarios y las trompas de Falopio, el cáncer puede volver a la vagina, a zonas cercanas a la vagina o a zonas alejadas de la cavidad pélvica.

El tratamiento del sarcoma uterino recidivante también depende de si ha recibido radioterapia de haz externo (RHE). Por lo general, la RHE no se utiliza para tratar la misma zona más de una vez.

Reaparición del cáncer en la vagina o la cavidad pélvica

Si **recibió** tratamiento previo con RHE, se puede utilizar uno de los siguientes enfoques para tratar el cáncer que regresa a la vagina o la cavidad pélvica:

- Intervención quirúrgica, con o sin tratamiento sistémico
- Tratamiento sistémico
- Nuevo tratamiento cuidadoso con RHE de zonas seleccionadas
- Braquiterapia, con o sin RHE de zonas seleccionadas

Si se prevé un tratamiento sistémico (solo o además de la intervención quirúrgica), se prefiere el tratamiento hormonal antiestrogénico para el SEE de bajo grado y el adenosarcoma de bajo riesgo.

Si **no ha recibido** RHE, las opciones incluyen intervención quirúrgica y RHE. Si se prevé una intervención quirúrgica, es posible que primero se la someta a RHE con o sin tratamiento sistémico para intentar reducir el tamaño del tumor.

Si se planifica un tratamiento con RHE en lugar de una intervención quirúrgica, también se puede administrar braquiterapia, tratamiento sistémico o ambos. Para el SEE de bajo grado y el adenosarcoma de bajo riesgo, se prefiere el tratamiento hormonal antiestrogénico como tratamiento sistémico.

Recidiva a distancia

Si el sarcoma uterino reaparece y se extiende a otras zonas del cuerpo, como el hígado o los pulmones, se conoce como recidiva a distancia. El cáncer es metastásico. Los nuevos tumores, o neoplasias, se denominan metástasis.

Si aún no se han realizado, en el caso de cáncer recidivante deben realizarse pruebas de mutaciones y otros biomarcadores (características) que puedan ayudar a orientar su atención.

Se recomienda realizar pruebas para detectar los siguientes biomarcadores:

- Inestabilidad microsatelital (MSI)
- Carga mutacional tumoral alta (TMB-H)
- Fusión del gen *NTRK*
- Tumor miofibroblástico inflamatorio con reordenamiento de *ALK*

Extensión mínima del cáncer
Si no hay muchos tumores metastásicos, extirparlos o destruirlos con intervención quirúrgica o terapias ablativas puede ser una opción. Las terapias ablativas incluyen lo siguiente:

- Ablación guiada por imágenes
- Radioterapia corporal estereotáctica (RTCE)

La ablación destruye las células cancerosas mediante medicamentos activados por calor, frío o luz. La RTCE es un tipo muy especializado de radioterapia externa que requiere 5 sesiones de tratamiento o menos.

Si la intervención quirúrgica es posible, se puede utilizar tratamiento sistémico, RHE o ambos después de la intervención quirúrgica para eliminar cualquier célula cancerosa restante. Si las metástasis no pueden extirparse quirúrgicamente, se recomienda el tratamiento sistémico, el tratamiento local o ambos. Los tratamientos locales incluyen la RHE y la ablación. Si el tratamiento sistémico funciona bien, la intervención quirúrgica puede convertirse en una opción.

Muchos tumores metastásicos
Si el nuevo tumor que crece fuera de la cavidad pélvica se ha extendido, se recomienda un tratamiento sistémico. La mayoría de las personas reciben quimioterapia. Existen varias pautas de primera línea preferidas.

O bien, si el cáncer presenta biomarcadores específicos, el tratamiento dirigido puede ser una mejor opción que la quimioterapia. Consulte la **Guía 6**.

La RHE paliativa puede utilizarse además del tratamiento sistémico. El objetivo es reducir el tamaño del tumor o de los tumores para aliviar o prevenir los síntomas.

También puede optar por recibir tratamiento complementario, ya sea en combinación con otros tratamientos o sin ellos. Dado que el cáncer no se puede curar, el objetivo de los tratamientos complementarios es hacer que se sienta más cómoda y ayudar a mantener el cáncer bajo control. Este tipo de tratamiento también puede extender su vida, mejorar su alimentación y ayudarla a sentirse mejor en general.

Inscribirse en un ensayo clínico también puede ser una opción. Pregunte a su equipo de atención si hay algún ensayo clínico abierto al que pueda incorporarse. Los ensayos clínicos se tratan con más detalle al final del *Capítulo 3: Tipos de tratamiento*.

Tratamiento sistémico de segunda línea y posterior

Si el cáncer no responde o deja de responder al tratamiento sistémico de primera línea, se pueden probar otras pautas de primera línea de la **Guía 6**. De lo contrario, las pautas que pueden probarse a continuación (pautas de segunda línea) se mencionan en la **Guía 8**. Si el tumor presenta determinados biomarcadores, la inmunoterapia o el tratamiento dirigido pueden ser una opción.

Guía 8
Quimioterapia de segunda línea y pautas de tratamiento dirigido

Pauta terapéutica preferida (para leiomiosarcomas)	Trabectedina (para leiomiosarcomas)	
Pautas de tratamiento recomendadas para todos los demás tipos de tumores	• Gemcitabina + dacarbazina • Gemcitabina + vinorelbina • Dacarbazina • Gemcitabina • Epirrubicina	• Ifosfamida • Doxorrubicina liposomal • Pazopanib • Temozolomida • Regorafenib • Eribulina
Pautas terapéuticas que pueden utilizarse en determinados casos	**Para tumores con TMB-H:** • Pembrolizumab • Ipilimumab + nivolumab **Para leiomiosarcomas con alteración de *BRCA*:** • Olaparib • Rucaparib • Niraparib	**Para PEComas:** • Sirolimus • Everolimus • Temsirolimus **Para amplificación de CD4:** • Palbociclib

Puntos clave

- Los sarcomas uterinos son tumores menos comunes que se originan en la pared o los músculos del útero. Suelen aparecer tras una histerectomía realizada por otros motivos o durante una intervención quirúrgica para extirpar los fibromas.
- Es necesario realizar estudios de diagnóstico por imágenes antes de iniciar el tratamiento. Se recomienda realizar una TC de tórax, abdomen y cavidad pélvica con contraste. También es posible que le hagan una RM de la cavidad pélvica, del abdomen, o de ambos.
- Si estas pruebas no son claras, puede solicitarse una TEP/TC. Los demás estudios de diagnóstico por imágenes son individualizados.
- En el caso del SEE, el LMSU y los adenosarcomas, los análisis de receptores de hormonas pueden ayudar a decidir si se deben extirpar los ovarios en las pacientes en edad fértil.
- En el caso de un sarcoma detectado por biopsia o extirpación de fibromas, se recomienda la histerectomía total siempre que sea posible. La decisión de realizar una SOB es individualizada para las personas en edad reproductiva. La SOB suele recomendarse si el cáncer tiene receptores hormonales.
- Si no quiere o no puede someterse a una intervención quirúrgica, se recomienda tratar con tratamiento sistémico, radioterapia de haz externo o ambos.

Preguntas para hacer

- ¿El cáncer tiene receptores de hormonas? Si es así, ¿es bueno o malo?
- ¿Quién puede ayudarme a controlar los síntomas de la menopausia quirúrgica?
- ¿Cuáles son los efectos secundarios más comunes del tratamiento hormonal?

6

Supervivencia

La supervivencia se enfoca en las cuestiones físicas, emocionales y financieras particulares de las personas que han padecido cáncer. La supervivencia comienza con el diagnóstico y continúa durante el tratamiento, la recidiva y el final de la vida.

Durante el tratamiento contra el cáncer y después de este, su profesional de atención primaria y su oncólogo trabajarán juntos para asegurarse de que reciba la atención de recomendada.

Pida a su oncólogo un plan por escrito sobre lo cuidados de supervivencia que incluya lo siguiente:

- Un resumen de su historial de tratamiento del cáncer.
- Una descripción de los posibles efectos secundarios a corto, mediano y largo plazo.
- Recomendaciones sobre los controles a fin de detectar la reaparición del cáncer.
- Roles y responsabilidades claros para todos sus profesionales de atención médica.
- Recomendaciones para su salud y bienestar generales.

Permanecer alerta ante la recidiva o extensión

Algunos tipos de cáncer pueden reaparecer sin dar ninguna pista en el organismo. Si el cáncer de útero reaparece, suele afectar a su cuerpo de formas que puede sentir o notar (síntomas).

Su médico le enseñará los síntomas que pueden indicar que el cáncer de útero ha reaparecido o se ha extendido. Por ejemplo:

- Sangrado vaginal.
- Sangre en la orina o en las heces.
- Inapetencia.
- Pérdida de peso.
- Dolor de estómago, abdomen, cadera o espalda.
- Tos.
- Falta de aire.
- Hinchazón en la zona del estómago o en las piernas.

Si nota alguno de estos síntomas, comuníquese con su médico de inmediato. No espere hasta su próxima visita programada.

Menopausia prematura

Si está en la premenopausia, la intervención quirúrgica que extirpa ambos ovarios (o la radioterapia pélvica completa) le provocará la menopausia. Es lo que se conoce como menopausia quirúrgica. Se genera por la caída repentina de estrógenos en el organismo. Esta caída puede causar los siguientes síntomas de la menopausia:

- Sofocos.
- Problemas para dormir.
- Sudores nocturnos.
- Aumento de peso.
- Cambios de humor.
- Adelgazamiento, sequedad e irritación del revestimiento vaginal (atrofia vaginal).

Cuando la causa de la menopausia es quirúrgica, los síntomas pueden ser repentinos y más intensos. La falta de estrógenos también conlleva riesgos a largo plazo. Entre ellos, se encuentran los problemas cardíacos o vasculares (enfermedades cardiovasculares) y la pérdida de masa ósea (osteoporosis).

Hormonoterapia para la menopausia

Si presenta síntomas de menopausia quirúrgica y el tumor no crece en respuesta al estrógeno, su médico puede indicarle un tratamiento hormonal para la menopausia. Este enfoque antes se llamaba tratamiento de reemplazo hormonal.

Si ha tenido una histerectomía, a menudo se recomienda una píldora de estrógeno o un parche que se coloca sobre la piel. Una crema vaginal con estrógeno también es una opción, y puede ser una mejor opción si sus síntomas están relacionados principalmente con cambios en el revestimiento de la vagina.

Hablar con un equipo especializado en síntomas de la menopausia puede ser útil para determinar si este tratamiento es adecuado para usted.

Menopausia prematura

Si está en la premenopausia, la extirpación quirúrgica de los ovarios o su exposición a la radiación pueden causar síntomas de la menopausia, como problemas para dormir. Se recomienda la consulta con un especialista en menopausia.

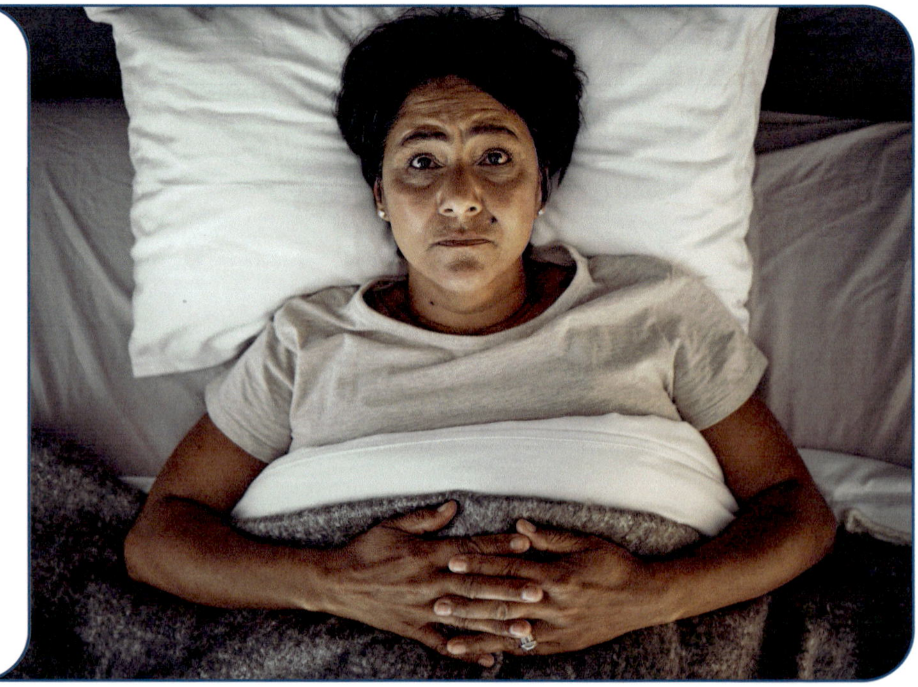

Cambios en los intestinos y la vejiga

Tras una intervención quirúrgica o radioterapia por cáncer de útero, puede resultar más difícil retener la orina en la vejiga. Esto se denomina incontinencia urinaria. También puede experimentar una necesidad imperiosa y repentina de orinar.

También es posible que se produzcan deposiciones acuosas o frecuentes (diarrea). La fisioterapia del suelo pélvico, que se describe a continuación, puede ayudar con los cambios en el intestino y la vejiga.

Fisioterapia del suelo pélvico

El suelo pélvico es un grupo de músculos que sostiene los órganos de la cavidad pélvica. Estos músculos desempeñan un papel clave en el control de los intestinos y la vejiga, así como en la función y la excitación sexual.

Hay formas de fortalecer estos músculos antes y después del tratamiento. Esto se conoce como fisioterapia del suelo pélvico y hay profesionales de la salud especializados en ella. La fisioterapia del suelo pélvico puede incluir ejercicios caseros para tensar y soltar los músculos vaginales y anales (ejercicios de Kegel), así como técnicas manuales a cargo de un fisioterapeuta.

Pida ayuda a su equipo de atención médica para encontrar un especialista en suelo pélvico en su zona.

Bienestar sexual y vaginal

Puede tener efectos secundarios sexuales tras el tratamiento del cáncer de útero, como:

- Disminución del deseo sexual (libido).
- Sequedad vaginal.
- Dolor durante las relaciones sexuales.
- Estrechamiento y acortamiento de la vagina (estenosis vaginal).

Hidratantes vaginales

La edad avanzada, la menopausia y algunos tratamientos contra el cáncer de útero pueden hacer que la vagina se reseque y pierda elasticidad. Para contrarrestar este efecto secundario, se recomienda el uso de cremas hidratantes vaginales a base de agua. Los hidratantes vaginales devuelven la humedad a la vagina y ayudan a mantener sano el tejido vaginal. Pueden utilizarse a diario, y muchos vienen con aplicadores para facilitar su uso.

Tratamiento con dilatadores vaginales

La radiación en la cavidad pélvica también puede acortar y estrechar la vagina. Esto puede hacer que resulte incómodo o incluso doloroso mantener relaciones sexuales o someterse a las exploraciones vaginales que realizan los médicos.

Usar un dispositivo llamado dilatador vaginal durante la radioterapia y después de ella puede ayudar a estirar y ensanchar la vagina. El tamaño del dilatador puede aumentarse con el tiempo a medida que la vagina se alarga y ensancha.

Terapeutas de salud sexual

Aunque puede resultar incómodo hablar de salud sexual, tenga en cuenta que estos efectos secundarios son frecuentes y, a menudo, pueden controlarse o atenuarse. Considere la posibilidad de acudir a un terapeuta de salud sexual. Estos profesionales de la salud se especializan en ayudar a las personas que han padecido cáncer y a otras personas a superar y controlar los efectos secundarios que tiene el tratamiento oncológico en la sexualidad.

Muchos centros oncológicos cuentan con programas centrados exclusivamente en la salud sexual tras el tratamiento oncológico. Pregunte a su médico sobre los recursos disponibles a través de su centro oncológico que pueden ayudarle a minimizar el impacto del tratamiento del cáncer en su salud sexual.

Daño en los nervios

La quimioterapia puede dañar los nervios sensoriales. Esto se conoce como neuropatía. El daño puede causar dolor, entumecimiento, hormigueo, hinchazón o debilidad muscular en diferentes partes del cuerpo. A menudo comienza en las manos o los pies y empeora con el tiempo. El dolor neuropático suele describirse como un dolor punzante o quemante.

Hinchazón en la parte inferior del cuerpo

El tratamiento del cáncer de útero suele implicar la extirpación de los ganglios linfáticos durante la intervención quirúrgica. Es posible que la linfa no drene correctamente tras la extirpación de los ganglios linfáticos. Esto puede provocar linfedema. El linfedema es una inflamación causada por la acumulación de líquido linfático en los tejidos. En las personas que han padecido cáncer de útero, suele aparecer en la parte inferior del cuerpo.

Pida la lista completa de efectos secundarios tardíos y a largo plazo a su equipo de tratamiento.

Salud mental y bienestar

Los efectos del cáncer de útero y su tratamiento pueden ser difíciles de sobrellevar. Muchas personas que han padecido cáncer afirman tener una menor calidad de vida en general tras el tratamiento del cáncer. Es posible tener depresión, ansiedad, miedo a la recidiva y problemas para adaptarse a los cambios en el cuerpo.

Muchas personas tienen también factores de estrés económico, como preocupaciones o dudas sobre la reincorporación al trabajo y problemas de cobertura del seguro. Las relaciones personales, la sexualidad y la intimidad también pueden verse afectadas por el diagnóstico o el tratamiento del cáncer.

Si siente ansiedad, angustia, depresión o simplemente tiene problemas para afrontar la vida después del cáncer, recuerde que cuenta con apoyo. Informe a su equipo de tratamiento sobre estos síntomas. Su equipo de atención médica seguramente le preguntará por su salud mental. Si no lo hace, dígale. Existen recursos que pueden ayudar.

Los trabajadores sociales de su centro de tratamiento suelen ser excelentes recursos para ayudarla a ponerse en contacto con recursos financieros y de salud mental.

Hábitos saludables para los sobrevivientes del cáncer

Siga las recomendaciones de su profesional de atención primaria para la detección de otros tipos de cáncer de acuerdo con su edad, sexo y su nivel de riesgo.

Obtenga otro tipo de atención médica recomendada, como el control de la presión sanguínea, pruebas de detección de hepatitis C y vacunas (como la de la gripe).

Siga una dieta rica en alimentos de origen vegetal. Limite el consumo de carnes rojas y alimentos procesados.

El alcohol puede aumentar el riesgo de padecer algunos tipos de cáncer. Beba poco o nada de alcohol.

Muévase más; reduzca el sedentarismo. Trate de hacer ejercicio de intensidad moderada durante al menos 150 minutos por semana.

Mantenga un peso saludable. Hacer un seguimiento de su peso, alimentación, calorías y niveles de actividad podría ayudar a cumplir sus objetivos.

Deje de consumir tabaco. Pregunte al equipo de atención médica sobre opciones que le sirvan para dejar de fumar. La terapia psicológica y los medicamentos suelen ser algunas opciones disponibles.

La radioterapia en la zona pélvica aumenta el riesgo de fracturas de la pelvis. Su médico puede comenzar a controlar su densidad ósea.

Más información

Para obtener más información sobre la supervivencia al cáncer, consulte en NCCN.org/patientguidelines y en la aplicación NCCN Patient Guides for Cancer:

- *Atención a los sobrevivientes para una vida saludable*
- *Atención a los sobrevivientes para los efectos tardíos y a largo plazo relacionados con el cáncer*

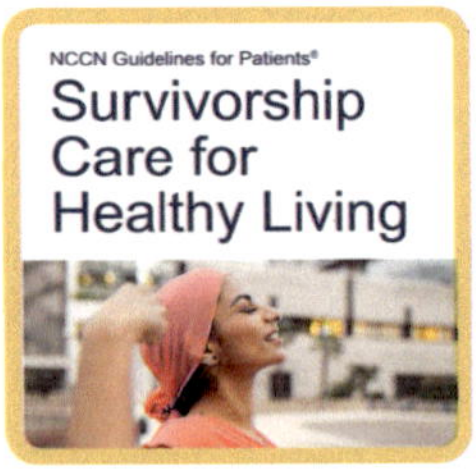

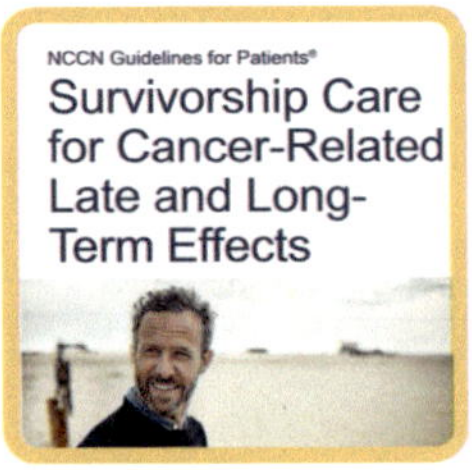

Puntos clave

- La supervivencia se enfoca en las cuestiones físicas, emocionales y financieras particulares de las personas que han padecido cáncer.
- El plan de atención a los sobrevivientes es útil al traspasar su cuidado al médico de cabecera.
- Mantener algunos hábitos saludables puede ayudar a prevenir segundos cánceres y otros problemas de salud.
- Si le preocupa cómo pagar su atención oncológica, es posible que disponga de asistencia financiera.

Preguntas para hacer

- ¿Puede proporcionarme un plan de atención a los sobrevivientes por escrito?
- ¿Este centro de tratamiento cuenta con un programa de atención a los sobrevivientes?
- ¿Qué puedo esperar durante una consulta de atención a los sobrevivientes?

7
Otros recursos

¿Quiere saber más? Aquí le explicamos cómo obtener ayuda adicional.

Qué más hay que saber

En este libro, encontrará ayuda para conocer las opciones disponibles, de modo que pueda tomar decisiones informadas y mejorar su atención oncológica. Pero no es el único recurso que tiene.

Solicite toda la información posible y ayuda que necesite. A muchas personas les interesa saber más sobre los siguientes temas:

- Control de los efectos secundarios
- Análisis genéticos
- Creación de un sistema de apoyo
- Cambios en el estilo de vida después del cáncer
- Afrontamiento de los problemas de salud

Qué más hacer

Su centro de salud puede ayudar con los próximos pasos. Generalmente, dispone de recursos *in situ* para ayudar a satisfacer sus necesidades y encontrar respuestas a sus preguntas. Los centros de salud también pueden informarle de los recursos existentes en su comunidad.

Además de la ayuda de sus profesionales de atención médica, los recursos enumerados en la siguiente sección proporcionan apoyo a muchas personas como usted.

Dónde obtener ayuda

Consulte la lista a continuación y visite los sitios web que se indican para obtener más información sobre estas organizaciones.

Bag It Cancer
Bagitcancer.org

Bone Marrow y Cancer Foundation
Bonemarrow.org

CancerCare
Cancercare.org

Cancer Hope Network
Cancerhopenetwork.org

Endometrial Cancer Action Network for African-Americans
Ecanawomen.org

FORCE: Facing Our Risk of Cancer Empowered
Facingourrisk.org

GRACE
Cancergrace.org

Imerman Angels
Imermanangels.org

Leiomyosarcoma Support and Direct Research Foundation
lmsdr.org

My Faulty Gene
Myfaultygene.org

National LeioMyoSarcoma Foundation
nlmsf.org

Ovarian Cancer Research Alliance (OCRA)
ocrahope.org

Triage Cancer
Triagecancer.org

Preguntas para hacer

- ¿Con quién debo hablar sobre vivienda, preparación de comidas y otras necesidades básicas?
- ¿Qué ayudas existen para el transporte, el cuidado de los niños y la atención domiciliaria?
- ¿Hay otros servicios disponibles para mí y mis cuidadores?

Palabras que debe conocer

abdomen
La zona del vientre entre el tórax y la pelvis.

adenocarcinoma
Cáncer de las células que recubren los órganos y producen líquidos. La mayoría de los cánceres de endometrio son adenocarcinomas.

anatomopatólogo
Médico experto en el análisis de células y tejido para detectar enfermedades.

antígeno del cáncer 125 (CA-125)
Un nivel elevado de esta sustancia en la sangre puede significar que el cáncer de endometrio se ha extendido más allá del útero.

aparato reproductor
El grupo de órganos que se encarga de la reproducción sexual. El aparato reproductor femenino está formado por los ovarios, las trompas de Falopio, el útero, el cuello uterino y la vagina.

ascitis
Acumulación anormal de líquido en el vientre (abdomen) o la pelvis.

asesor genético
Un experto de la salud que tiene capacitación especial para ayudar a los pacientes a comprender los cambios en los genes que se relacionan con enfermedades.

biopsia
Extirpación de pequeñas cantidades de tejido o líquido que se estudian para comprobar si hay enfermedad.

braquiterapia
Tipo de radioterapia en la que se coloca material radiactivo sellado en agujas, granos, alambres, cilindros o catéteres directamente en un tumor o cerca de él. También se llama radioterapia interna.

cáncer endometrioide
Es el tipo más común de cáncer de endometrio.

carcinoma de células claras
Un tipo de cáncer de endometrio de alto riesgo.

carcinoma indiferenciado/desdiferenciado
Un tipo de cáncer de endometrio de alto riesgo.

carcinoma seroso
Un tipo de cáncer de endometrio de alto riesgo.

carcinosarcoma
Un tipo de cáncer de endometrio de alto riesgo. También conocido como tumor de Müller mixto maligno (TMMM).

cavidad pélvica
El área del cuerpo entre los huesos de la cadera.

cavidad peritoneal
El espacio dentro del vientre (abdomen) que contiene los órganos como los intestinos, el estómago y el hígado.

citorreducción
Intervención quirúrgica en la que se extirpa tanto cáncer como sea posible. También se llama cirugía citorreductora.

cuello uterino
La parte baja del útero que se conecta con la vagina (canal de parto).

endometrio
La capa de tejido que recubre el útero.

ensayo clínico
Tipo de investigación en la que participan personas y que evalúa pruebas o fármacos en fase de investigación.

estadificación quirúrgica
Proceso de determinación del estadio (extensión) del cáncer durante la intervención quirúrgica para extirparlo.

estadio del cáncer
Clasificación del pronóstico del cáncer en función de su crecimiento y extensión.

examen ginecológico
Examen físico de la vagina, el cuello uterino, el útero, las trompas de Falopio y los ovarios.

ganglios linfáticos
Pequeños grupos de células especiales que combaten enfermedades que se encuentran en todo el cuerpo.

grado del cáncer
Clasificación del aspecto de las células cancerosas anormales cuando se observan en el microscopio.

infusión
Una forma de administrar medicamentos lentamente con una aguja que se coloca en la vena.

lavado
Muestra de líquido que se evalúa en busca de células cancerosas, luego de que este líquido se usó para "lavar" el interior del vientre (cavidad peritoneal).

lavado peritoneal
Una prueba en la cual se usa un líquido especial para lavar el interior del vientre (cavidad peritoneal) para buscar células cancerosas.

linfa
Líquido transparente que contiene glóbulos blancos para luchar contra las infecciones y las enfermedades.

médico oncólogo
Médico que se especializa en tratamiento de cáncer con medicamentos, como la quimioterapia. Muchos oncólogos médicos se especializan en cánceres concretos, como los ginecológicos o los sarcomas.

medio de contraste
Sustancia que se coloca en el cuerpo para que las imágenes que se toman en los estudios de diagnóstico por imágenes sean más claras.

menopausia
Momento de la vida en la que los ovarios dejan de producir hormonas y el período menstrual se detiene.

menopausia quirúrgica
La interrupción de la menstruación provocada por una intervención quirúrgica para extirpar los ovarios.

metástasis
Diseminación de las células cancerosas del primer tumor a otra parte del cuerpo.

metástasis microscópicas
Células cancerosas que se han extendido del primer tumor a otra parte del cuerpo, pero son muy pequeñas para verlas a simple vista.

mutación somática
Un cambio no hereditario que se detecta en el cáncer.

neuropatía
Un problema en los nervios que causa dolor, hormigueo y entumecimiento en las manos y los pies.

observación
Periodo de conducta expectante del crecimiento o la recidiva del cáncer.

oncólogo ginecólogo
Un cirujano que es experto en los cánceres que comienzan en los órganos reproductores femeninos. Muchos oncólogos ginecólogos son también oncólogos médicos.

ovario
Uno de los dos órganos femeninos que producen óvulos para la reproducción y genera hormonas.

peritoneo
La capa de tejido que recubre el interior del vientre (abdomen) y la cavidad pélvica, y cubre la mayoría de los órganos que se encuentran en ese espacio.

quimioterapia con derivados del platino
Tratamiento con dos o más medicamentos de quimioterapia en el que el medicamento principal

es un derivado del platino. Algunos de estos medicamentos son el cisplatino y el carboplatino.

radiólogo
Médico experto en interpretación de pruebas de imagen.

radiooncólogo
Un médico que se especializa en el uso de la radiación para tratar el cáncer.

radioterapia de haz externo (RHE)
Tratamiento del cáncer con radiación recibida desde un equipo que se encuentra fuera del cuerpo.

receptor 2 del factor de crecimiento epidérmico humano (HER2)
Proteína involucrada en el crecimiento celular normal. Algunos tipos de células cancerosas pueden producirla en cantidades superiores a las normales. Esto puede hacer que el cáncer crezca más rápidamente.

recidiva
La reaparición del cáncer después del tratamiento. También se llama recaída.

régimen terapéutico
Un plan de tratamiento que especifica el/los medicamento(s), la dosis, los horarios y la duración del tratamiento.

salpingooforectomía bilateral (SOB)
Intervención quirúrgica para extirpar ambos ovarios y ambas trompas de Falopio.

salpingooforectomía unilateral (SOU)
Intervención quirúrgica para extirpar un ovario con su trompa de Falopio.

Síndrome de Lynch
Cambios anormales en los genes que aumentan la probabilidad de sufrir cáncer rectal, endometrial, ovárico, de colon y de otros tipos

tomografía computarizada (TC)
Prueba de imagen que usa rayos X desde varios ángulos para tomar imágenes de distintas zonas del interior del cuerpo.

tomografía por emisión de positrones (TEP)
Una prueba que usa un radiomarcador para el azúcar (una forma de azúcar que se pone en su cuerpo y libera una pequeña cantidad de azúcar que es absorbida por las células activas) para ver la forma y el funcionamiento de los órganos y tejidos de su cuerpo.

tratamiento complementario
Tratamiento para mejorar la calidad de vida de las personas con cáncer. Ayuda a prevenir o aliviar los síntomas causados por el cáncer o su tratamiento. También se le llama cuidados paliativos.

tratamiento dirigido
Un tratamiento con medicamentos dirigidos específicamente a una característica específica o única de las células cancerosas.

tratamiento hormonal
Un tratamiento que detiene la producción o la acción de las hormonas en el cuerpo. También se lo llama hormonoterapia.

trompa de Falopio
Un tubo delgado a través del cual viaja el óvulo del ovario hacia el útero.

tumor
Una masa anormal formada por el crecimiento excesivo de las células.

útero
Órgano donde crece y se desarrolla el feto durante el embarazo. También se lo llama “matriz”.

vagina
El conducto muscular a través del cual nacen los bebés.

variante de estirpe germinal
Diferencias genéticas con las que se nace.

Colaboradores de NCCN

Esta guía para pacientes se basa en NCCN Clinical Practice Guidelines in Oncology (NCCN Guidelines®) para neoplasias uterinas, versión 3.2025. Fue adaptada, revisada y publicada con la colaboración de las siguientes personas:

Dorothy A. Shead, máster en Ciencias
Directora ejecutiva de Operaciones de Información para Pacientes

Erin Vidic, máster en Artes
Redactora médica sénior, Información para pacientes

Lisa Diehl
Diseñadora de Diseño de Producción

La Guía NCCN Clinical Practice Guidelines in Oncology (NCCN Guidelines®) para neoplasias uterinas, versión 3.2025 fue desarrollada por los siguientes miembros del panel de NCCN:

Dr. Nadeem R. Abu-Rustum, presidente
Memorial Sloan Kettering Cancer Center

Dra. Susana M. Campos, máster en Salud Pública, máster en Ciencias, vicepresidente
Dana-Farber/Brigham and Women's Cancer Center

Dra. Sudha Amarnath
Case Comprehensive Cancer Center/University Hospitals Seidman Cancer Center and Cleveland Clinic Taussig Cancer Institute

Dra. Rebecca Arend
O'Neal Comprehensive Cancer Center, UAB

* Dra. Emma Barber
Robert H. Lurie Comprehensive Cancer Center, Northwestern University

Dra. Kristin Bradley
University of Wisconsin Carbone Cancer Center

Dra. Rebecca Brooks
UC Davis Comprehensive Cancer Center

* Dr. Junzo Chino
Duke Cancer Institute

Dra. Hye Sook Chon
Moffitt Cancer Center

Dra. Marta Ann Crispens
Vanderbilt-Ingram Cancer Center

Dra. Shari Damast
Yale Cancer Center/Smilow Cancer Hospital

Dra. Christine M. Fisher, máster en Salud Pública
University of Colorado Cancer Center

Peter Frederick, MD
Roswell Park Comprehensive Cancer Center

Dr. David K. Gaffney, doctor en Bioquímica
Huntsman Cancer Institute, University of Utah

Dra. Stephanie Gaillard, doctora en Medicina
Johns Hopkins Kimmel Cancer Center

Dr. Robert Giuntoli II
Abramson Cancer Center, University of Pennsylvania

Dr. Scott Glaser
City of Hope National Medical Center

Dra. Brooke E. Howitt
Stanford Cancer Institute

Dra. Lisa Landrum, doctora en Medicina
Indiana University Melvin and Bren Simon Comprehensive Cancer Center

Dra. Jayanthi Lea
UT Southwestern Simmons Comprehensive Cancer Center

* Dra. Nita Lee, máster en Salud Pública
The UChicago Medicine Comprehensive Cancer Center

Dra. Gina Mantia-Smaldone
Fox Chase Cancer Center

* Dr. Andrea Mariani
Mayo Clinic Comprehensive Cancer Center

Dr. David Mutch
Siteman Cancer Center at Barnes-Jewish Hospital and Washington University School of Medicine

Dra. Christa Nagel
The Ohio State University Comprehensive Cancer Center - James Cancer Hospital and Solove Research Institute

Dra. Larissa Nekhlyudov, máster en Salud Pública
Dana-Farber/Brigham and Women's Cancer Center

Dra. Karina Nieto
Case Comprehensive Cancer Center/University Hospitals Seidman Cancer Center and Cleveland Clinic Taussig Cancer Institute

* Dra. Chika Nwachukwu, doctora en Medicina
UC San Diego Moores Cancer Center

Dra. Mirna Podoll
Vanderbilt-Ingram Cancer Center

Dra. Kerry Rodabaugh
Fred & Pamela Buffett Cancer Center

Dra. Ritu Salani, máster en Dirección de Empresas
UCLA Jonsson Comprehensive Cancer Center

Dr. John Schorge
St. Jude Children's Research Hospital/ The University of Tennessee Health Science Center

Dr. Scott Schuetze, doctor en Medicina
University of Michigan Rogel Cancer Center

Jean Siedel, doctora en Medicina Osteopática, máster en Ciencias
University of Michigan Rogel Cancer Center

Dra. Rachel Sisodia
Mass General Cancer Center

Dra. Pamela Soliman, máster en Salud Pública
The University of Texas MD Anderson Cancer Center

Dra. Stefanie Ueda
UCSF Helen Diller Family Comprehensive Cancer Center

Dra. Renata Urban
Fred Hutchinson Cancer Center

* Emily Wyse
Defensora de pacientes

NCCN

Nicole McMillian, máster en Ciencias
Coordinadora principal de las Guías

Vaishnavi Sambandam, doctora en Medicina
Científica en Oncología/redactora médica

* Revisaron esta guía para pacientes. Para divulgaciones, visite NCCN.org/disclosures.

Centros oncológicos de NCCN

Abramson Cancer Center,
University of Pennsylvania
Filadelfia, Pensilvania
+1 800.789.7366 • *pennmedicine.org/cancer*

Case Comprehensive Cancer Center/
University Hospitals Seidman Cancer Center and
Cleveland Clinic Taussig Cancer Institute
Cleveland, Ohio
UH Seidman Cancer Center
+1 800.641.2422 • *uhhospitals.org/services/cancer-services*
CC Taussig Cancer Institute
+1 866.223.8100 • *my.clevelandclinic.org/departments/cancer*
Case CCC
+1 216.844.8797 • *case.edu/cancer*

City of Hope National Medical Center
Duarte, California
+1 800.826.4673 • *cityofhope.org*

Dana-Farber/Brigham and Women's Cancer Center |
Mass General Cancer Center
Boston, Massachusetts
+1 877.442.3324 • *youhaveus.org*
+1 617.726.5130 • *massgeneral.org/cancer-center*

Duke Cancer Institute
Durham, Carolina del Norte
+1 888.275.3853 • *dukecancerinstitute.org*

Fox Chase Cancer Center
Filadelfia, Pensilvania
+1 888.369.2427 • *foxchase.org*

Fred & Pamela Buffett Cancer Center
Omaha, Nebraska
+1 402.559.5600 • *unmc.edu/cancercenter*

Fred Hutchinson Cancer Center
Seattle, Washington
+1 206.667.5000 • *fredhutch.org*

Huntsman Cancer Institute, University of Utah
Salt Lake City, Utah
+1 800.824.2073 • *healthcare.utah.edu/huntsmancancerinstitute*

Indiana University Melvin and Bren Simon
Comprehensive Cancer Center
Indianápolis, Indiana
+1 888.600.4822 • *www.cancer.iu.edu*

Johns Hopkins Kimmel Cancer Center
Baltimore, Maryland
+1 410.955.8964
www.hopkinskimmelcancercenter.org

Mayo Clinic Comprehensive Cancer Center
Phoenix/Scottsdale, Arizona
Jacksonville, Florida
Rochester, Minnesota
+1 480.301.8000 • Arizona
+1 904.953.0853 • Florida
+1 507.538.3270 • Minnesota
mayoclinic.org/cancercenter

Memorial Sloan Kettering Cancer Center
Nueva York, Nueva York
+1 800.525.2225 • *mskcc.org*

Moffitt Cancer Center
Tampa, Florida
+1 888.663.3488 • *moffitt.org*

O'Neal Comprehensive Cancer Center, UAB
Birmingham, Alabama
+1 800.822.0933 • *uab.edu/onealcancercenter*

Robert H. Lurie Comprehensive Cancer Center,
Northwestern University
Chicago, Illinois
+1 866.587.4322 • *cancer.northwestern.edu*

Roswell Park Comprehensive Cancer Center
Búfalo, Nueva York
+1 877.275.7724 • *roswellpark.org*

Siteman Cancer Center, Barnes-Jewish Hospital
and Washington University School of Medicine
San Luis, Misuri
+1 800.600.3606 • *siteman.wustl.edu*

St. Jude Children's Research Hospital/
The University of Tennessee Health Science Center
Memphis, Tennessee
+1 866.278.5833 • *stjude.org*
+1 901.448.5500 • *uthsc.edu*

Stanford Cancer Institute
Stanford, California
+1 877.668.7535 • *cancer.stanford.edu*

The Ohio State University Comprehensive Cancer Center -
James Cancer Hospital and Solove Research Institute
Columbus, Ohio
+1 800.293.5066 • *cancer.osu.edu*

The UChicago Medicine Comprehensive Cancer Center
Chicago, Illinois
+1 773.702.1000 • *uchicagomedicine.org/cancer*

The University of Texas MD Anderson Cancer Center
Houston, Texas
+1 844.269.5922 • *mdanderson.org*

UC Davis Comprehensive Cancer Center
Sacramento, California
+1 916.734.5959 • +1 800.770.9261
health.ucdavis.edu/cancer

UC San Diego Moores Cancer Center
La Jolla, California
+1 858.822.6100 • cancer.ucsd.edu

UCLA Jonsson Comprehensive Cancer Center
Los Ángeles, California
+1 310.825.5268 • uclahealth.org/cancer

UCSF Helen Diller Family
Comprehensive Cancer Center
San Francisco, California
+1 800.689.8273 • cancer.ucsf.edu

University of Colorado Cancer Center
Aurora, Colorado
+1 720.848.0300 • coloradocancercenter.org

University of Michigan Rogel Cancer Center
Ann Arbor, Míchigan
+1 800.865.1125 • rogelcancercenter.org

University of Wisconsin Carbone Cancer Center
Madison, Wisconsin
+1 608.265.1700 • uwhealth.org/cancer

UT Southwestern Simmons
Comprehensive Cancer Center
Dallas, Texas
+1 214.648.3111 • utsouthwestern.edu/simmons

Vanderbilt-Ingram Cancer Center
Nashville, Tennessee
+1 877.936.8422 • vicc.org

Yale Cancer Center/Smilow Cancer Hospital
New Haven, Connecticut
+1 855.4.SMILOW • yalecancercenter.org

Comparta su opinión con nosotros.

Complete nuestra encuesta y contribuya para que NCCN Guidelines for Patients sea mejor para todos.

NCCN.org/patients/comments

Notas

Índice

Made in the USA
Monee, IL
05 November 2026

67386673R00043